精编消化疾病诊疗学

主编 田九振 等

吉林科学技术出版社

图书在版编目（CIP）数据

精编消化疾病诊疗学 / 田九振等主编. -- 长春：吉林科学技术出版社，2022.6
ISBN 978-7-5578-9535-8

Ⅰ.①精… Ⅱ.①田… Ⅲ.①消化系统疾病－诊疗 Ⅳ.①R57

中国版本图书馆CIP数据核字(2022)第118193号

精编消化疾病诊疗学

主　　编	田九振 等
出 版 人	宛　霞
责任编辑	赵　兵
封面设计	猎英图书
制　　版	猎英图书
幅面尺寸	185mm×260mm
开　　本	16
字　　数	176千字
印　　张	7.125
印　　数	1-1500册
版　　次	2022年6月第1版
印　　次	2022年6月第1次印刷

出　　版　吉林科学技术出版社
发　　行　吉林科学技术出版社
地　　址　长春市南关区福祉大路5788号出版大厦A座
邮　　编　130118
发行部电话/传真　0431-81629529　81629530　81629531
　　　　　　　　　81629532　81629533　81629534
储运部电话　0431-86059116
编辑部电话　0431-81629510
印　　刷　廊坊市印艺阁数字科技有限公司

书　　号　ISBN 978-7-5578-9535-8
定　　价　38.00元

版权所有　翻印必究　举报电话：0431—81629508

前 言

消化系统疾病是人们生活中最常见的疾病，不仅发病率高，疾病负担重，而且涵盖面广、病种丰富、疑难罕见病多，与其他学科常有交叉。高超的医术离不开丰富的临床经验，为满足临床诊疗工作的需要，我们编写了此书。本书兼具理论性和实用性，以临床实用性内容为主，以常见病为重点，以诊断及治疗为主要内容，并尽力做到简明、新颖、实用。主要介绍了消化系统疾病症状与体征，消化系统常见病、多发病的临床诊疗情况。内容丰富、重点突出、层次分明、条理清楚，既体现了经典的临床经验，又介绍了前瞻性的医疗进展，以期对临床工作起到一定的指导作用。

目 录

第一章 食管静脉曲张内镜硬化治疗···1
- 第一节 食管静脉曲张内镜下硬化剂注射治疗发展历程··················1
- 第二节 操作方法···2
- 第三节 急诊内镜硬化治疗···6
- 第四节 预防性内镜硬化治疗···7
- 第五节 择期重复内镜硬化治疗···8
- 第六节 内镜下硬化剂注射治疗儿童食管静脉曲张························9
- 第七节 内镜硬化治疗对门脉高压性胃病的影响··························12
- 第八节 内镜硬化治疗与内镜结扎治疗联合治疗食管静脉曲张··············12
- 第九节 彩色多普勒超声内镜在食管硬化治疗中的作用····················13

第二章 食管曲张静脉内镜下套扎术···16
- 第一节 内镜下食管曲张静脉套扎术的历史······························16
- 第二节 内镜下套扎术的实验研究······································17
- 第三节 食管曲张静脉内镜下套扎术的方法与步骤························19
- 第四节 内镜下套扎术的并发症及术后处理······························21
- 第五节 内镜套扎术在一线预防的地位与作用····························22
- 第六节 内镜套扎术是治疗食管曲张静脉急性出血的经典方法··············23
- 第七节 内镜下套扎术是曲张静脉二级预防的基本疗法····················25

第三章 内镜组织黏合剂注射治疗···27
- 第一节 组织黏合剂的研究背景··27
- 第二节 注射技术··29
- 第三节 疗效评估··31
- 第四节 并发症及其他··33

第四章 内镜激光治疗···37
- 第一节 食管静脉曲张激光治疗的设想由来······························37
- 第二节 食管静脉曲张激光治疗前期实验研究····························38

第三节　套扎结合激光治疗根治食管静脉曲张的有效性和安全性……………… 43
　　第四节　激光诱导食管黏膜纤维化预防食管静脉曲张复发…………………… 44

第五章　气囊填塞止血法………………………………………………………………… 48
　　第一节　三腔二囊管的构造……………………………………………………… 49
　　第二节　操作要点及注意事项…………………………………………………… 50
　　第三节　护理及后续治疗………………………………………………………… 52

第六章　门静脉高压症的药物治疗……………………………………………………… 53
　　第一节　药物治疗的理论基础…………………………………………………… 53
　　第二节　一般药物治疗…………………………………………………………… 54
　　第三节　降门脉高压药物概述…………………………………………………… 57
　　第四节　急性曲张静脉出血的药物治疗………………………………………… 63
　　第五节　肾素-血管紧张素-醛固酮系统在降低门脉高压中的作用…………… 64
　　第六节　总结及展望……………………………………………………………… 68

第七章　内镜套扎-门奇静脉断流联合术……………………………………………… 70
　　第一节　联合断流术理论依据…………………………………………………… 70
　　第二节　适应证、禁忌证及并发症……………………………………………… 72
　　第三节　方法、技术和临床结果………………………………………………… 73

第八章　内镜套扎-部分脾栓塞联合治疗……………………………………………… 78
　　第一节　概论……………………………………………………………………… 78
　　第二节　适应证、禁忌证与围术期处理………………………………………… 79
　　第三节　操作方法与术后处理…………………………………………………… 80
　　第四节　疗效评估与并发症……………………………………………………… 81

第九章　炎症性肠病的肠外表现………………………………………………………… 84
　　第一节　发病情况………………………………………………………………… 84
　　第二节　肠外表现………………………………………………………………… 84

第十章　老年人炎症性肠病……………………………………………………………… 87
　　第一节　老年IBD流行病学和临床表现………………………………………… 87
　　第二节　老年IBD的临床病程…………………………………………………… 88
　　第三节　药物治疗及效果………………………………………………………… 88
　　第四节　治疗的不良事件………………………………………………………… 89

第十一章 儿童炎症性肠病 ········· 91

第一节 流行病学 ········· 91
第二节 发病机制 ········· 91
第三节 临床表现 ········· 92
第四节 并发症 ········· 93
第五节 诊断 ········· 94
第六节 治疗 ········· 99
第七节 预后 ········· 104

参考文献 ········· 105

第一章 食管静脉曲张内镜硬化治疗

第一节 食管静脉曲张内镜下硬化剂注射治疗发展历程

1936年瑞典医生Crafoord和Frenekuer开展了首例食管静脉曲张内镜下硬化剂注射治疗。患者为青年女性，17岁时出现呕血、黑便，因脾大行脾切除术，后于19岁时再次出现消化道出血。Crafoord用当时的硬式食管镜检查发现食管上段和贲门区都有结节样的静脉曲张。常用硬化剂注射治疗痔疮的Crafoord萌生了用硬化剂注射治疗食管静脉曲张的想法，Frenekuer制作了一根硬化针，他们在硬式食管镜下向曲张静脉内注射了6mL奎宁。5天后见曲张静脉团明显减小，之后他们隔日向曲张静脉内注射一次奎宁，直至1个月后静脉曲张完全消失。随访3年患者未再出血，每半年食管镜复查未见静脉曲张复发。

1940年，美国的Moersch报道了第2例食管静脉曲张硬化剂注射治疗，其采用的是2.5%鱼肝油酸钠，每次0.5～1mL，每4天注射1次。Moersch于1947年报道了22例食管静脉曲张硬化剂注射治疗，其中12例随访未再出血。然而当时多数著名的外科医生都非常推崇分流手术，对硬化治疗的效果并不看好，在20余年的时间里这项技术只得到零星的推广。1955年英国的Macbeth、1959年加拿大的Fearson分别报道了自己的治疗经验。1960年奥地利的Wodak首创了血管旁注射疗法。

到了20世纪70年代，人们发现分流手术和断流手术死亡率高，并且不能延长患者的生存时间。这时人们的目光再次转向硬化治疗。1973年Jonson和Rodgers报道治疗117例患者的经验，其中急诊止血率达93%。随着光纤内镜的出现，1979年Williams和Dawson报道了光纤内镜下硬化治疗的方法。这时更多学者开展了硬化治疗。

20世纪80年代，关于硬化治疗的文献迅速涌现。硬化剂种类如鱼肝油酸钠、乙氧硬化醇、无水乙醇等均可应用于临床（无水乙醇虽然效果略差，但由于价格低廉、容易获得，在我国仍有一定市场）。硬化治疗在急诊止血方面具有很好效果，急诊止血率为74%～92%，经对照研究，硬化治疗优于三腔二囊管压迫治疗和单纯药物治疗。重复硬化治疗对于防止再出血有明显效果。对照研究和荟萃分析生存时间明显延长，还有学者开展了预防首次出血的治疗。

硬化治疗有一定的并发症，如注射点溃疡甚至出血、硬化剂入血损害肺肾等器官、食管狭窄、穿孔等，并且对于胃静脉曲张硬化治疗后的再出血率很高。这些促使人们去探寻新的内镜治疗方法。1986年Soehendra等首创内镜下注射组织胶的疗法。用氰基丙烯酸盐注入曲张静脉，和血接触立刻发生聚合反应，从液态转化为固态，即刻堵塞静脉腔，达到即时止血的效果，特别对胃静脉曲张出血更有效。同年Stiegmanm等报告内镜下套扎治疗的方法。20世纪90年代初期大量随机对照研究报道表明，套扎治疗能有效地控制活动性出血和消除曲张静脉，并发症较少，所需治疗次数也少。

硬化治疗是否应退出历史舞台了？事实并非如此。对于套扎治疗急诊止血，日本学者北野提出套扎治疗视野受套扎器限制而不如硬化治疗大，因而在较大量出血时效果不如硬化治疗好。另外套扎治疗不能闭塞食管旁扩张静脉，静脉曲张复发较快，Hou 等的随机对照试验证实套扎治疗远期再发出血率较高。东西方学者在硬化与套扎治疗的孰优孰劣方面意见不甚一致，东方学者多数首推硬化治疗，而西方学者更加推崇套扎治疗。是否因为与东方患者多为肝炎后肝硬化、食管静脉曲张较重有关，还有待进一步研究证实。

与此同时，硬化治疗的研究也在继续开展，由于硬化治疗一直采用多点、小剂量注射的方法，注射后溃疡发生率高、溃疡出血率高，一些学者尝试少点、大剂量注射的方法并提高了效果。日本的富川和我国的程留芳等均从 20 世纪 80 年代开始历经 10 余年开展大剂量硬化剂注射治疗。大宗病例的研究表明大剂量硬化剂注射治疗急诊止血率高、静脉消失彻底，对食管静脉曲张的治疗有很好的效果。除上述方法外，也有学者提到用钛夹治疗静脉曲张，但风险较大，目前还不成熟。

20 世纪 90 年代后期人们开始对各种方法进行改良、联合，以期提高止血率、降低再出血率。由于套扎治疗后食管静脉曲张复发较快，许多学者联合套扎与硬化两种治疗方法，但各家报道结果不尽一致。有的报道联合治疗静脉消失彻底、复发出血率低，有的则报道复发出血率无差异而食管狭窄等副作用增加。但对于套扎治疗后序贯硬化治疗，意见相对一致，认为可降低再出血率。组织黏合剂注射只适合于较粗大的静脉，对较小的静脉不适合治疗，有的学者将组织黏合剂注射和硬化治疗联合使用，发现联合治疗组止血率提高，再出血率显著降低。为了提高止血率，降低再出血率，有学者将硬化治疗与奥曲肽合用，发现止血率与单纯硬化治疗无差异，但近期再出血率降低。

近年随着超声内镜技术的发展，超声内镜辅助的介入治疗逐渐进入人们的视线。1986 年 Caletti 等首先应用超声内镜观察食管、胃静脉曲张。2000 年 Lahoti 等通过超声内镜首先了解曲张静脉及其深层的解剖结构情况，然后在超声内镜引导下将硬化剂注射到穿通支处，效果良好。其研究仍有待大样本对照研究证实。但毋庸置疑的是，通过超声内镜辅助可以更好地把握注射的位置和硬化剂用量，使硬化剂注射治疗更加精确。

进入 21 世纪，人们对提高内镜治疗的长期效果给予了更多的关注。内镜治疗后若门静脉高压存在食管静脉曲张终将复发。复发的病例常常是先形成再生的小血管，在再生小血管形成早期给予治疗可更好预防再出血。但此时血管纤细、迂曲，很难用硬化剂注射、套扎或组织胶黏合治疗方法。中村等将套扎治疗与氩气血浆凝固法结合起来，降低了再出血率。国内有学者试探用光动力疗法闭塞再生的小血管。这一想法来源于井户等应用光动力疗法治疗一例食管癌时偶然地治愈了同时并存的静脉曲张的个案报道。研究表明光动力疗法在治疗再生的小血管方面具有巨大的潜力。

第二节　操作方法

内镜下静脉曲张硬化疗法（endoscopic variceal sclerotherapy，EVS）的原理是使注射局部黏膜和曲张的静脉发生化学性炎症，曲张的静脉内血栓形成，2 周后肉芽组织逐渐取代血栓，3 个月后肉芽组织逐渐机化，静脉周围黏膜凝固坏死形成纤维化，增强静脉的覆盖层，从而防止曲张静脉破裂出血，同时可以消除已经出现的曲张静脉。

一、适应证

（1）急性食管及接合部曲张静脉出血，需立即止血。

（2）食管静脉曲张出血的间歇期。

（3）既往曾接受分流术或脾切除术后再出血。

（4）重度食管静脉曲张，有出血史者，全身情况不能耐受外科手术。

（5）套扎治疗术中并发大出血，可以快速盲目地再套扎，如再套扎失败，应立即改为硬化治疗。

（6）既往无曲张静脉出血史的患者，预防性内镜硬化治疗是相对适应证。

二、禁忌证

（1）二度以上胃底静脉曲张。

（2）长期用三腔二囊管压迫可能造成较广泛的溃疡及坏死，EVS疗效常不满意。

三、术前准备

1．术前器械准备

（1）内镜：以大视野前视或斜视电子胃镜为佳，大孔道或双孔道胃镜便于出血时吸引和止血。首选工作通道直径为3.7mm的治疗用前视性单腔或双腔内镜，如Olympus GIF-IY型内镜，次选工作通道为2.8mm的普通内镜。

（2）注射针：注射针有两种，金属型和特氟隆型。金属注射针较硬、弹性稍差，刺入静脉后，由于食管的蠕动和患者呼吸的影响，易划破静脉，导致更大量的出血。但金属针可经消毒后反复使用，而特氟隆型的注射针弹性较好，不易划破静脉，适合硬化治疗的注射针头长度为5.0mm，直径0.5mm，斜坡（针马蹄面）尽可能短，粗大且斜坡长的针头很容易发生过深过量注射，从而造成局部深而大的溃疡，严重时可导致大出血、穿孔或晚期食管狭窄。

（3）硬化剂：有关硬化剂的选择和用量目前尚无统一规范，理想的硬化剂应是组织反应轻、黏度小并能迅速形成血栓，能收缩血管，引起无菌性炎症性组织坏死的。常用的有：①1%乙氧硬化醇，本品较为理想，其特点是硬化效果可靠，局部及系统副作用小，本品每点注射1~2mL，一次总量不超过20mL；②5%鱼肝油酸钠，使用也较为普遍，注射量为每点4~6mL，一次总量不超过20mL；③5%油酸氨基乙醇，本品刺激性较小，目前也较广泛采用，注射量每点2~3mL，一次总量不超过25mL；④0.5%~1.5%十四烷硫酸钠，每点注射5mL左右，本品组织损伤较大，已较少使用。

2．术前患者准备

同第二章"套扎治疗术"。

四、操作步骤

注射方法有三种：曲张静脉内注射、曲张静脉旁注射和联合注射。对小的曲张静脉做血管内注射，对大的曲张静脉采取联合注射法，即先注射在曲张静脉旁，以压迫曲张静脉使其管腔缩小，随后再行静脉腔内注射使之闭塞。因为纯静脉内较大量注入硬化剂可能导致系统副作用，而只产生有限的局部作用，具体操作方法根据曲张静脉程度选择（以1%乙氧硬化醇为例）。

1. 一度曲张静脉硬化法

（1）常规内镜检查上消化道，排除其他病灶出血，记录食管静脉曲张的程度及范围，内镜对准食管-胃接合部以上2cm的食管下段曲张静脉。

（2）插入内镜注射针（针头处于套管内）并伸出镜端1.0cm，使其对准待硬化的曲张静脉。

（3）伸出注射针头，直接穿刺静脉，采用"运动注射法"，即在注射过程中不断做注射针的小幅度出入运动，目的是使硬化剂能够渗入静脉周围，高压快速推入2～3mL 1%乙氧硬化醇。该法在技术上有时定位困难，多次静脉注射后，穿刺静脉逐渐困难，大的曲张静脉穿刺针孔易出血。

2. 二度、三度曲张静脉硬化法

（1）前两步同一度曲张静脉硬化法。

（2）使食管腔足够充气，直视下伸出针头并迅速穿刺入曲张静脉旁的黏膜下。

（3）采用"进针注射法"，即一边穿刺进针，一边缓慢推注硬化剂，助手在术者将针头浅刺黏膜后即同时注射硬化剂，助手一边注射，术者一边进针，注射量以使局部在镜下出现灰白色黏膜隆起为准，一般每点注射1～2mL，同样手法注射曲张静脉的另一侧。

（4）在已被硬化的曲张静脉两旁注射针眼之间，直接穿刺曲张的静脉，在静脉腔内注入1%乙氧硬化醇1～2mL。

3. 食管壁硬化法

每次曲张静脉硬化治疗后，对可见的食管下段静脉柱之间的黏膜采用"进针注射法"硬化食管壁。使镜下见灰色隆起。此法对提高治疗的长期效果、预防新生曲张静脉的形成和出血是十分必要的。

4. 镜下柱状出血硬化止血法

首先从出血点的远侧（胃腔侧）开始，环绕出血点静脉内、静脉旁注射和出血点直接注射。

5. 择期重复内镜硬化治疗

重复EVS治疗操作简单，损伤较小，且不影响肝功能，虽不一定能改善远期生存，但确能根除食管静脉曲张，是出血间歇期预防再出血的有效途径。曲张静脉是通过连续多次的注射才能完全消失。重复治疗应在1～2周后实施，直至曲张之静脉完全消失或只留白色硬索状血管为止。这一点至关重要，实验及临床报告，多次注射者，病理性炎症及血栓明显，但不宜过频（<1周），过短的间期止血效果不佳，副作用发生的频度和严重副作用的发生都要多。多数病例施行3～5次治疗可以使可见曲张静脉根除。第一次复查胃镜应在根除后4周，此后1～2年内每3个月内镜随访一次，随后6～12个月内镜随访一次，三年后终生内镜随访每年一次。每次随访内镜只要有可见的曲张静脉，即行EVS直至可见曲张静脉消失。这是长期系统内镜随访硬化治疗的基本环节，其目的在于通过反复注射时完全消除可见的曲张静脉，使食管黏膜下层组织纤维化，从而降低晚期再发出血率。

将硬化剂注入静脉内，势必会在食管曲张静脉以及与之相关的静脉内形成血栓，在这种条件下，门静脉系统以及食管曲张静脉局部的血流动力学会发生哪些相应的改变呢？Chikamori F等在硬化剂内混入造影剂注射，发现在食管曲张静脉的供血系统中，胃左静脉的贲门支、贲门周围血管丛、胃左静脉主干、小弯侧胃左静脉、胃短静脉和胃后壁静脉的显影率分别为93%、90%、27%、10%、13%和13%；而在食管曲张静脉的引流系统中，食管旁静脉、膈下静脉和纵隔静脉的显影率分别为39%、17%和13%。但是患者的彩超结果显示注射前后门静脉主干血流速度和横截面积无显著性差异，同时患者在注射前后肝功能也无明显变化。这可能是由于在硬化治疗术后，食管外血管丛和门奇静脉系统的分支之间形成新的交通支。新形成的交通支一方面吸收了门静脉的压力，使门静脉系统以及食管曲张静脉局部的血流动力学得到稳定；另一方面也降低了食管静脉曲张复发的可能。

五、并发症

并发症发生率为10%~33%，其中1/3为严重并发症，死亡率为0~2.3%。

（1）出血：对于穿刺点渗血，可用镜身或喷洒凝血酶或用肾上腺素棉球压迫，一般就可以止血。注射后几日再出血，主要是穿刺痂皮脱落，黏膜糜烂溃疡所致。溃疡引起的出血大部分为渗血，用热凝、电凝等方法有时难以控制，常用止血夹来控制出血。持续较大的出血来源于破裂的曲张静脉，最好的办法是使用组织黏合剂栓塞静脉，或再次行EVS以控制出血。气囊压迫止血由于可使穿孔危险增大，应尽量减少使用。

（2）溃疡：发生率为22%~78%。有浅溃疡和深溃疡两类，一般多无症状，可在3~4周内自愈。Sarin认为EVS术后溃疡是一种必然发生的病变而不是并发症。发生原因与硬化剂的刺激性、注射次数、硬化剂黏膜下泄漏程度有关，大而深的溃疡可能并发出血，可予抗溃疡及止血药物治疗。

（3）穿孔：发生率通常很低，<1%，可因注射针头过粗、过长或过深注射使硬化剂引起食管肌层广泛坏死而穿孔。一旦发生，应立即胃肠引流，必要时胸腔引流，全胃肠外营养和抗生素联合保守治疗。小穿孔可以愈合，大穿孔死亡率高，75%~100%，操作中应高度重视。

（4）狭窄：发生率为3%，主要见于长期重复注射治疗的患者，血管旁注射法较易发生，系食管壁过深坏死的结果。早期在坏死愈合后，狭窄形成前，采用每周两次的单纯内镜扩张术，可以防止狭窄发生。后期对于已经形成的狭窄可使用Savary-Gilliard扩张器进行扩张治疗，但最大扩张不宜超过12.8mm（38F），无须外科治疗。

（5）其他：如胸骨后疼痛、吞咽哽噎感、发热等较为常见，一般在术后2~3天内自行消失，无须处理。此外，尚可发生菌血症、吸入性肺炎、胸腔积液、脓胸、颈部气肿、纵隔炎、食管旁脓肿等。尽量使用较短的注射针（<5mm），尽量采用血管内注射法，及时应用抗生素可预防此类并发症的发生。

六、术后处理

（1）密切监测患者的血压、脉搏及一般情况。

（2）禁食、补液1天，此后温流质饮食2天，一周内半流食，逐渐在8~10天内过渡到软食。

（3）术后卧床休息1~2天，然后可起床进行轻微的活动，原则上还是多卧床少活动，更忌下蹲、屈身弯腰等较大的活动。

（4）酌情使用抗生素。特别是对一般状况差，有重度全身疾病和（或）有吸入可能者。

（5）口服黏膜保护剂，也可服用云南白药、锡类散保护黏膜加强止血效果，促进创面愈合。

第三节 急诊内镜硬化治疗

急诊 EVS 是食管胃静脉曲张大出血行之有效的治疗方法。文献报道其急诊止血率为 98.9%，并发症发生率为 8.6%，与硬化治疗直接有关的死亡率为 1.7%，明显优于外科急诊分流或断流术及 TIPS 术。优点：①适应证宽，不受肝功能和胸腔积液、腹水限制，只要神志清楚，能接受胃镜者均可进行；②操作简易、方便、经济，可以在患者床旁进行，一般操作在 10 分钟内完成；③能在镜下明确止血情况，可立即见喷射性出血停止或视野清楚，血管肿胀；④一般可于急诊治疗后 8 小时进食，进食早，患者体质恢复快；⑤大大减轻患者三腔二囊管压迫之苦，也减轻了医护人员的工作量。

一、急诊内镜硬化治疗的时机和方法

1. 时机

在呕血、便血后 24 小时内进行，79.5%患者在 12 小时内进行 EVS。入院后补充血容量，使血压回升到 12.8kPa。

2. 方法

硬化剂为 5%鱼肝油酸钠或 1%乙氧硬化醇，均采用静脉内注射。5%鱼肝油酸钠每次注射 1～3 点，每点快速注射硬化剂 6～25mL，总剂量 6～50mL，平均总量为 26.1mL。1%乙氧硬化醇每次注射 1～3 点，每点快速注射硬化剂 5～15mL，总剂量 10～36mL，平均总量为 23.8mL。

人们最担心的问题是活动性出血时食管胃腔积血影响视野观察。通过临床观察发现出血部位主要位于食管下段右侧和贲门区小弯侧，分别占 38.0%和 37.3%，胃底出血少。这是因为食管和贲门区静脉曲张的供血主要来自胃左静脉，其在齿状线下 2～4cm 小弯侧穿过浆膜肌层至黏膜下层形成贲门区及食管静脉曲张丛，静脉曲张最重最易出血。当食管胃腔有较多积血时，主要是掩盖胃底和胃体大弯侧，而在患者采取左侧卧位行 EVS 时，食管下段右侧及贲门小弯侧仍暴露较好。并不会因食管胃腔无积血视野清楚而提高对出血部位的辨认，而是出血点正在喷射出血或渗血更易辨认出血部位，有利于出血治疗。如内镜医生有熟练技术和丰富的经验，患者血压稳定，可直接行急诊 EVS。

在临床实践中往往会碰到非常棘手的致死性食管静脉曲张破裂大出血的情况：①肝硬化患者活动性大出血不止，循环功能不全，已出现休克；②由于出血量大，内镜下视野相当不清楚；③内镜下食管下段曲张静脉多处破裂出血，或当完成一处 EVS，无法继续其余出血部位 EVS；④大出血者为夜间由外院转来，急诊入院时已插入三腔二囊管，仍出血不止。这时，一方面患者需要采取紧急措施制止继续出血，而另一方面进行内镜检查时，食管胃腔内难以窥清出血部位，且大量呕血后患者循环功能不全，易烦躁，不配合治疗而加重出血。针对这类危害，采用改良三腔管（将三腔二囊管去掉食管囊保留胃囊）牵引，使活动性出血暂时停止或减轻，视野变清晰，从而快速而准确地完成 EVS，为抢救赢得时间。

具体方法：自鼻腔插入改良三腔管，将胃囊注气，牵引压迫胃底贲门区，以阻断流向食管静脉的血流达到临时止血的目的。牵引后食管内暂无活动性大出血，内镜下视野较清晰，便于 EVS 操作。三腔管压迫、牵引 5 分钟后，再插入胃镜至食管下段，经活检孔插入内镜注射针，直视下行曲张静脉内注射。一旦 EVS 时发生大出血，可再次牵引胃囊。

二、提高急诊硬化治疗成功率的注意事项

（1）EVS 是一项风险较大的技术工作，所以内镜医生必须胆大、心细，具备良好的心理素质和熟练的内镜操作技术，必须对家属交代病情并和患者说清配合要点。

（2）术前做好充分准备，包括备血、建立双静脉通道、输血，有加压输血的设施，抽吸好足够量的硬化剂，注射针应插入活检孔道等。

（3）治疗要点：①绝大部分患者出血部位位于食管下段和贲门区小弯侧，在寻找出血点时，该部位应列为重点。②在寻找不到出血点时可先选小弯侧齿状线上 1～3cm 的静脉进行注射，因该静脉为胃左静脉供血的主要曲张静脉。③采用静脉内注射，注射速度要快，使局部浓度高，并有部分硬化剂流入胃左静脉和交通支，可使多条静脉栓塞。④硬化剂：5%鱼肝油酸钠含多种脂肪酸，以花生油酸为多，有血栓素 A2 的作用，凝血快，但局部疼痛较 1%乙氧硬化醇凝血作用弱，注射时可很快使静脉壁消肿止血，在急诊治疗时，可用 5%鱼肝油酸钠或两者合用。⑤急诊 EVS 时，硬化剂用量要适当偏大，尤其是出血点正在喷血时，注射时可见硬化剂从出血点喷出，所以用量要大于择期 EVS。

第四节　预防性内镜硬化治疗

肝硬化患者中 30%～60%会发生 EV，其中 30%的 EV 患者在 1～2 年内会发生出血，首次出血死亡率达 30%～50%，且近期再出血率高，故预防 EV 首次出血也具有十分重要的临床价值。普萘洛尔当前被公认为预防食管静脉曲张首次出血的有效药物，可使其首次出血危险性降低 40%，但长期应用可能有明显副作用，且对患者生存率无明显改善。联合使用异山梨醇-5-单硝酸盐可提高疗效，但仅有 50%的联合治疗患者肝静脉压力梯度降低幅度≥20%。已有研究证实肝静脉压力梯度降低幅度≥20%可使 EV 再出血风险＜10%，故另有近一半患者虽经正规药物治疗仍不能达到理想的预防效果，因此有学者提出用内镜治疗来预防 EV 首次破裂出血，EVS 或 EVL 是目前公认的两种有效根除 EV 的治疗方法，被许多学者用于预防 EV 的首次出血，尤其是对部分药物治疗不耐受或有禁忌证的患者。考虑到内镜治疗作为介入性治疗，无论是 EVS 或 EVL 均有相关并发症发生可能，有时易造成原本尚未出血的 EV 破裂出血，即增加出血次数，故目前并不主张对所有肝硬化 EV 患者均行预防性内镜治疗。众多学者多将内镜下 EV 形态呈 F2 或 F3 表面伴有红色征、具有高危出血倾向患者作为内镜预防治疗的对象，以期能降低出血率，改善预后。

一、预防高危食管静脉曲张首次出血

EVS 预防高危 EV 首次出血的疗效报道不一，目前关于预防性 EVS 的综合分析结论尚不一致。Gregory 等进行的包括 281 例患者的随机单盲多中心研究由于预防性 EVS 治疗的死亡率明显高于对照组（32%和 17%）而提前终止试验。文献报道 EVS 联合普萘洛尔防止 EV 再出血疗效优于单独普萘洛尔治疗。但对预防高危 EV 首次出血，Avgerinos 等前瞻性多中心随机资料显示 EVS 联合普萘洛尔治疗组出血率及死亡率与单独普萘洛尔预防治疗组间无明显差异，但并发症明显增高（52%

和19%），不支持EVS附加用于普萘洛尔预防治疗的高危EV患者。考虑到EVS治疗相关并发症率达20%～40%，相关死亡率达1%～2%，目前并不主张EVS用于预防高危EV首次出血的治疗。

二、硬化剂注射与套扎联合预防

Masumoto等报道59例肝硬化并高危EV患者，随机分为EVL、EVS、EVL＋小剂量硬化剂治疗组，随访24个月未发现出血者或死亡者，EVL＋小剂量硬化剂治疗组EV复发率显著低于EVL组（12%和40%），总体并发症发生率显著低于EVS组（10%和50%）。Umehara等报道EVL＋EVS组与单独EVL治疗组对高危EV的根除率相似，但联合治疗组1年与3年累积EV复发率显著低于单独EVL组（9.5%和61.9%，22.1%和72.2%），治疗相关并发症及死亡率无差异，认为联合治疗优于单独EVL预防治疗。但Hashizume等报道与单独EVS预防治疗比较联合EVL＋EVS治疗虽可减少硬化剂的用量，降低总体并发症率，但随访显示3年累积EV复发率显著高于EVS治疗组（91%和35%）。Gotoh等随访18个月显示联合EVL＋小剂量硬化剂预防治疗组EV复发率显著高于单独EVS组（56%和16%），出血发生率分别为20%与0，作者并不推荐EVL＋小剂量硬化剂用于预防高危EV首次出血的治疗。

第五节 择期重复内镜硬化治疗

首次出血后进行内镜下根治曲张静脉可以极有效地降低再出血的危险，使出血的年发生率由80%降至20%～30%。然而食管静脉曲张的内镜根治需要多次治疗，而且曲张静脉可能再发。因此，应该对患者进行长期定期内镜随访，以便在再出血发生前能发现和根除复发的曲张静脉。

尽管重复EVS治疗能否改善患者长期生存仍有较多争议，但该法作为一项长期处理方法，目前已被广泛应用于食管静脉曲张患者的治疗。Paquet报告一组静脉旁注射硬化治疗的1123例患者，50%以上的患者生存期超过5年，取得满意的远期效果，但缺乏对照资料。Macdogall等报告的一组107例EVS与一般保守治疗的随机对照试验结果显示，重复EVS改善患者的长期生存率。但许多对照试验结果未能显示重复EVS的生存优势。国内程留芳等回顾分析了710例给予重复内镜硬化治疗的肝硬化患者资料，结果显示治疗结束时706例复查胃镜，食管静脉曲张消失367例，食管静脉曲张基本消失227例，食管静脉曲张减轻为Ⅰ期54例，Ⅱ期52例，Ⅲ期3例，总的食管静脉曲张消失率和基本消失率为84.1%，远期再发出血率为23.7%。

重复EVS治疗操作简单、损伤小且不影响肝功能，虽不一定能远期生存，但确能根除食管静脉曲张，从而明显减少因严重出血而导致的死亡。许多非对照试验不断强凋重复EVS治疗的价值，重复EVS可使大部分患者获得食管静脉曲张根除，一旦曲张静脉被根除，则再出血明显减少。已被根治的患者，应每6～12个月进行内镜检查，如有曲张静脉复发，不管是否继发出血均应实施再注射直至获得再根治。少数患者虽经硬化治疗而仍有持续的严重出血发作，而部分患者虽经多次重复注射仍不能根除曲张静脉，对于这些EVS治疗失败的患者，应及时实施外科分流或断流术。

择期重复内镜硬化治疗的疗效受多种因素的影响。通过考察重复内镜硬化治疗后曲张静脉转归与食管静脉曲张程度、首次硬化术时机、硬化术首期次数、硬化术追加次数、硬化术总次数、硬化剂类型、硬化剂首次用量和硬化剂总量等因素之间的相关性，有学者得出如下结论。

（1）EV 转归与 EV 程度分级呈正相关，说明 EV 程度越重，治疗后转归越差，即 EV 程度越重，硬化治疗使 EV 达到消失目的越困难。

（2）EV 转归与首次硬化术时机、硬化术首期次数、硬化术追加次数、硬化术总次数、硬化剂首次用量、硬化剂总用量均呈负相关，并且以硬化术首期次数的相关系数绝对值为最大，即说明首期硬化治疗次数和总次数及硬化剂首次用量和总用量是使曲张静脉向基本消失和消失的方向转化的重要因素，并且在硬化治疗各因素中，以硬化治疗首期次数为最重要，即说明首期硬化治疗次数越多，静脉曲张消失率越高。

（3）EV 转归与硬化剂类型无关，说明 1%乙氧硬化醇、5%鱼肝油酸钠或两者合用，其硬化治疗效果无差异。

第六节　内镜下硬化剂注射治疗儿童食管静脉曲张

儿童 EV 发病率虽不高，但却是门脉高压症最严重的并发症之一，也是上消化道大出血最常见的原因，病死率甚高。引起儿童门脉高压的常见原因，主要是肝硬化和肝外门静脉阻塞。过去常用三腔管压迫或脾切除、门脉分流术来治疗，但术后并发症的发生率很高，再出血率也并没有减少。近年来，随着内镜在儿科的普及应用、治疗内镜的开展，越来越多的患儿开始接受内镜下的硬化剂治疗，并取得了良好的疗效。

一、儿童食管静脉曲张的病因

成人肝内病变是门脉高压的首要因素，在儿童则不一定，国外文献报道，门静脉阻塞是导致儿童症状性门脉高压症的主要原因。Howard 报道 105 例儿童食管静脉曲张的病因，门静脉栓塞 36 例，胆管闭锁 17 例，先天性肝纤维化 12 例，囊性纤维化 11 例，α_1-抗胰蛋白酶缺乏 28 例，胆总管囊肿和其他胆源性肝硬化 7 例，慢性活动性肝炎 5 例，肝炎后肝硬化 3 例，隐源性肝硬化 3 例，Wilson 病 2 例，糖原累积病Ⅳ型 1 例等。

引起门静脉栓塞的原因首先认为可能系脐部感染败血症沿脐静脉扩散至门静脉的左支，然后到门静脉，脐部感染也可蔓延至肝门，并在此产生门静脉阻塞。其次为脐静脉的废用性闭锁超过正常范围，累及部分脐静脉主干而引起梗阻。较常见的是门静脉系统的发育异常，在门静脉处出现阻塞性瓣膜，也有报道在肝动脉和门静脉及脾动脉和静脉间有瘘管发生，或在门静脉周围的胆道系统异常发育部分压迫门静脉主干，导致门静脉高压症。

二、儿童食管静脉曲张的内镜诊断

在内镜直视下，曲张的静脉呈网状显露，有的呈柱状，有的呈栅栏样，色泽暗红或蓝色。曲张不明显时，黏膜表面完整光滑，曲张严重时，血管呈现迂曲似蚯蚓状或假息肉样隆起，触之有弹性似橡皮及水样感觉。通过内镜检查，不仅可发现曲张血管，还可通过静脉曲张的范围、粗细和黏膜色泽来分等级、指导治疗。在国外分类基本是参照 Dagradi5 级法，而国内应用的方法基本参照我国成人消化科的三级分类法，见表 1-1。

表 1-1　儿童食管静脉曲张分类法

分类法	内镜表现
Dagradi 法	Ⅰ级：曲张静脉直径<2mm，红色或蓝色，需用镜端按压时才显露。常呈线状或 S 状，食管松弛时不隆起
	Ⅱ级：静脉直径 2～3mm，蓝色，线状或轻度扭曲，食管松弛时突出表面
	Ⅲ级：曲张静脉明显隆起，直径 4mm，直或迂曲，表面黏膜完好
	Ⅳ级：多条曲张静脉明显迂曲围绕食管腔，最大曲张静脉直径>4mm，被覆黏膜完整或残缺
	Ⅴ级：外形呈葡萄串样，阻塞食管腔致内镜不易推进，表面黏膜菲薄，可见樱桃红色细小曲张血管
三级分类法	轻度：曲张静脉局限于食管下段，呈蛇形扩张，直径<3mm
	中度：曲张静脉呈结节状隆起，范围不超过食管中段，直径 3～6mm
	重度：曲张静脉呈明显的结节状隆起，阻塞部分管腔，范围超过中段，直径>6mm

三、儿童食管曲张静脉的硬化剂治疗

儿童 EVS 不同于一般的内镜治疗，因儿童不像成人易于配合，选择合适的麻醉方法与术前准备对保证治疗的顺利进行是很重要的。对能配合的年长儿，术前用阿托品、地西泮、口服局部咽麻祛泡剂便可。对年龄较小的幼儿及学龄前期儿童，应选择在全麻下进行。

儿童细径内镜型号较多，用于治疗的内镜直径最好在7.6～7.9mm，活检钳道内径至少 2.0mm，注射针有 NM-IK、NM-3KE 等，硬化剂有 1%乙氧硬化醇、5%乙醇胺油酸盐、5%鱼肝油酸钠等。在治疗中，由于电子内镜图像逼真清晰，光亮度好，放大倍数高，在有条件下尽可能使用电子内镜，以保证治疗的安全性。

硬化剂治疗前的操作同常规的上消化道内镜检查一样，先将胃镜插入食管、胃、十二指肠球部后边退镜边按顺序检查各部位有无病灶，判断血管的曲张程度，选择治疗的方法，然后自活检钳道插入注射针行硬化剂注射治疗。

注射的方法有三种，即血管内注射法、血管旁注射法，血管内和血管旁联合注射法。血管旁注射是将硬化剂注射在曲张静脉与食管黏膜转折处的黏膜下层内，使黏膜水肿增厚，压迫曲张静脉，使其四周引起炎症反应，导致静脉内血栓形成及闭塞。此方法简便、出血少，但起效慢，注射过深时易发生食管穿孔或溃疡。而血管内注射时是将硬化剂直接注入曲张的静脉内，使静脉内血栓形成，起效较快。但静脉内注射的穿刺点易并发出血，尤其在门脉压力较高的情况下。所以我们采用的方法是血管旁和血管内联合注射法，选择曲张静脉最易破裂处，即是管贲门连接处到食管下段 5cm 内。首先在曲张的血管旁进针，注入 1%乙氧硬化醇 1mL，在注射部位会出现半球形隆起。一侧完毕后，再注射另一侧形成对称性压迫势态。继而注射针直接刺入曲张静脉内注入 1%乙氧硬化醇 3～4mL（视曲张程度而定），注射完毕后滞针 30～50 秒，待硬化剂与静脉血混匀后再轻轻拔针。观察无明显活动性出血，再继续下一条静脉的注射。治疗完毕后，内镜头端插入胃体内留镜片刻，以镜身压迫贲门口，若注射部位无渗血，则退镜结束治疗。

内镜下硬化剂注射治疗门脉高压性 EV 出血在成人中报道较多，是一种能有效控制 EV 出血的方法。Howard 等曾用硬化剂治疗 105 例患儿，注射后随访发现，再出血率明显低为 0～22%，经 8 个月平均每例患儿注射 5～6 次后，EV 消失率达 84%，平均消退时间，肝外门脉高压组是 7 个月，肝内门脉高压组是 9 个月。Yachha 等用此法治疗了 50 例患儿，也获得了很好的效果。随访发现平均治疗 8 次，80% 肝外门脉高压症患儿的 EV 完全消失，得到了根治，治疗后无 1 例患儿再出血。Matsumoto 等在用硬化剂治疗患儿后长期随访发现，与不治疗组 100% 复发率相比，治疗组 EV 复发率仅为 10.7%，再出血率治疗组为 0，而不治疗组为 58.3%。因而认为内镜下硬化剂注射治疗是控制儿童 EV 出血有效而安全的方法。国内许春娣等在内镜下用硬化剂（1%乙氧硬化醇）注射治疗 15 例 EV 出血患儿，年龄 3～14 岁，采用静脉内和静脉旁联合注射。15 例共做了 43 次硬化治疗，随访时间从 3 年 4 个月到 7 年 2 个月不等，平均 5 年 6 个月。10 例经 2 次治疗，5 例经 3 次治疗，EV 基本消退。内镜随访发现 EV 平均消退时间为 3～6 个月。15 例长期随访发现仅 3 例 EV 复发。再出血率明显减少，15 例中仅 3 例发生再出血，其中 2 例因长期失访，直至再出血、再复查，发现 1 例系十二指肠溃疡，1 例为 EV 出血，而治疗前几乎每 1～2 个月出血 1 次。未见一例食管穿孔、食管狭窄的并发症。

四、儿童硬化剂治疗时的注意事项

（1）患儿术前禁食 8 小时，一是防止麻醉时呕吐物吸入肺引起窒息，二是便于胃镜操作时视野清晰。

（2）注射方法尽可能采用静脉内和静脉旁联合注射法，静脉旁注射时以看到被注射的组织呈水肿丘形为标志。一般每点推注 0.5～1mL，静脉内注射时可看到 EV 逐渐隆起，注射量依曲张程度而定，一般 2～4mL。出针时边退边推注硬化剂以封住针眼，防止出血。如出针后针眼有涌血，可用镜身压迫数分钟或喷洒凝血酶。

（3）硬化剂注射前及注射过程中应持续慢推生长抑素以降低门静脉压力，减少操作时针眼出血。

（4）EV 患儿多伴有不同程度的 PHG 及食管糜烂，注射后常规给予抑酸剂及胃黏膜保护剂，对减少术后上腹不适及胃黏膜糜烂出血是很有益的。本组患儿术后加用抑酸药后，无一例有上腹不适或消化道出血的现象发生。

五、儿童硬化剂治疗与套扎治疗的比较

近年来，成人中采用 EVL 治疗 EV 逐渐增多，国外关于儿童也已有报道。综合已发表的文献资料分析，EVS 与 EVL 两者对出血性 EV 的治疗效果是同样有效的。Svoboda 等在儿童中做了一个前瞻性研究，将 157 例分成三组，EVS 组、EVL 组与不治疗组，治疗后每隔 3 个月内镜随访 1 次。研究发现治疗两组在根治曲张静脉的效果上是相似的（85%EVS 与 81%EVL），根治所需的平均次数 EVL 组少于 EVS 组（4.18±1.18 与 6.12±2.10）。但 EV 的复发率在 EVL 组高于 EVS 组（31% 与 11%）。总死亡率 EVS 组明显低于不治疗组（20% 与 38%），EVL 组虽低但差异无显著性（23% 与 38%）；再出血率不治疗组为 54%，EVS 组为 20%，EVL 组为 29%，而三组的严重并发症发生率差异无显著性。

EVS 虽不能根治肝硬化所致的门脉高压性出血，但可延缓患儿手术年龄，且可部分根治肝外门脉高压性出血。所以 EVS 是目前治疗儿童门脉高压性 EV 出血的一种有效的方法，在有条件的医院均可开展此项工作。

第七节　内镜硬化治疗对门脉高压性胃病的影响

EVS 通过阻断或闭塞 EV 对急性出血进行止血及预防出血，明显减少肝硬化患者急性出血的死亡率。肝硬化门脉高压时食管曲张静脉是一有效降低门脉压力的侧支循环，这一侧支循环的阻断无疑将加重门脉循环的压力，而 PHG 产生的主要条件即门静脉压力升高。

Sarin 早先观察了 107 例肝硬化患者，EVS 前仅仅 4 例（3.7%）PHG；EVS 术后随访 52 个月增加了 21 例，有明显的差异。Sarin 的另一项报道显示，967 例上消化道出血的患者中仅有 88 例（9.1%）患者被诊断为 PHG，其中 22 例为出血前即发现 PHG，而另 64 例系经过食管静脉硬化治疗后出现 PHG，前组患者出现消化道出血的概率较后者为高（32%和 4.7%，$P<0.02$）但 Sarin 认为 EVS 后出现的 PHG 是暂时性的，病变并不严重，但如果在 EVS 之前就有 PHG 情况存在，手术会加重病情演变，出血的可能性反而会增加。

意大利学者 Primignani 长期观察了 315 例肝硬化患者，每 6 个月进行一次内镜检查，随访 3 年。结果发现，80%的患者并发有 PHG，随着肝病期限的延长 PHG 的检出率增加；PHG 的发生与食管静脉曲张的发生率成正比，进行静脉硬化治疗的患者组 PHG 的检出率也有所增高。观察中期数为 18 个月，结果显示，23%在观察过程中出现恶化，23%得到改善，25%出现病情波动，29% PHG 稳定在初始水平。PHG 发生消化道出血的概率较低，2.5%的急性出血和 10.8%的慢性出血由 PHG 造成，其导致的死亡率仅为 12.5%，而 EV 破裂出血导致的死亡率高达 39.1%：该研究的一个重要理论是：PHG 病变是可逆的，也有可能出现好转，甚至病变消失。Merli 观察了 222 例肝硬化患者，每 12 个月进行一次胃镜随访，随访 47±28 个月，一共发现 48 例 PHG。随访 1 年时，PHG 检出率为 3.0%；3 年时为 24%。观察期间有 16 例患者因 PHG 出现上消化道出血。当然 PHG 发生除与门脉高压有关外还与肝病的病程、临床治疗、胆汁反流、内毒素及 HP 感染多种因素有关。关于 PHG 的治疗多采用降低门脉压力、抑酸、保护胃黏膜及抗 HP，所以对 EVS 治疗后有必要采取上述治疗以减少 PHG 的发生及 PHG 造成的大出血。

第八节　内镜硬化治疗与内镜结扎治疗联合治疗食管静脉曲张

门脉高压症合并 EV 破裂出血，是肝硬化患者的重要死亡原因之一。EVS 和 EVL 是治疗食管静脉曲张的主要方法，各有优缺点。虽然 EVS 尚未标准化，但近 20 年来，它已成为治疗 EV 的有效方法之一，但其并发症较多，止血成功率不如 EVL。EVL 是 20 世纪 80 年代后期兴起的一项新的内镜治疗技术，并发症较少，但静脉曲张消失率不及 EVS，且易复发。

EVS 通过硬化剂引起的炎症反应，使静脉管壁增厚，静脉内血栓形成，静脉周围黏膜凝固性坏死纤维化，增强了静脉的覆盖层。因此，食管静脉曲张的消失率高而复发率低。但是，由于炎症反应，食管溃疡、狭窄、穿孔、发热、胸痛等并发症发生率较高。而 EVL 类似断流术，并发症发生率相对较低,但EVL一般只是结扎较为明显的F2～F3对F1静脉曲张较为困难,因此EV的消失率低而复发率高。

近年来,内镜下结扎及硬化联合术(EVLS),逐渐成为大家关注的一个话题。EVLS通过EVL配合小剂量的EVS使残留的F1静脉及侧支循环静脉曲张能够得到有效的治疗。因此大大减少了复发的机会,又可减少大剂量硬化剂注射所致的并发症。

通过对以往发表的EVLS治疗EV的RCT进行Meta分析,发现EVLS与EVL比较,EVLS较EVLEV的消失率高,但预防EV复发及上消化道出血的效果没有显著性差异。EVLS较EVS预防出血的效果好,但EV的复发率高,而EV的消失率两者没有显著性差异。

对EVLS与EVL、EVS的并发症进行比较,EVLS并发症的发生率较EVS低(25.81%和77.55%),且严重并发症的发生机会明显减少[食管溃疡(7.53%和21.43%)、胸膜反应(1.08%和24.49%)];较EVL而言,并发症的发生率为高(40.98%和20.08%)。

综上所述,EVLS虽然能够减少大剂量EVS所致的并发症,较EVL术后EV的消失率高,又较EVS预防出血的效果好。但预防EV复发及上消化道出血的效果与EVL相比没有显著性差异;EV的消失率与EVS相比没有显著性差异,而且EV的复发率远较EVS为高,因此EVLS对EV的治疗效果尚需进一步的验证,它并不能替代EVS或EVL作为治疗EV的首选方法。

第九节 彩色多普勒超声内镜在食管硬化治疗中的作用

彩色多普勒超声内镜(endoscopic color Doppler ultrasonography,ECDUS)是具有彩色多普勒功能和超声内镜(EUS)功能的一种新技术。20世纪80年代初期,DiMagno、Strohm、Kohzoh等将EUS用于消化道系统的检查取得了可喜的效果,但EUS仅显示消化道的二维超声图像,未能从功能的角度反映人体生理的和病理的状态。近年来,彩色多普勒技术结合实时内镜超声系统,在EUS二维超声图像上可检测血流速度和血流量,并显示血流方向,因而克服了EUS的不足,大大提高了诊断水平。

一、彩色多普勒超声内镜简介

(1)历史:1986年,日本研制出了能够进行血流检测的多普勒超声内镜(AlokaUST-936w),频率为315MHz、5MHz和715MHz。1987年,Sukigara报道了经食管对食管和胃静脉瘤进行超声检查。1990年,Pentax公司研制出了FG-32UA型ECDUS,探头频率为5MHz和715MHz,与日立公司的EUB565超声仪匹配,该机的改进型FG-36UX能进行血流检测及穿刺。同年东芝和町田公司也研制出了EPE-703FL型ECDUS。

(2)仪器:ECDUS超声探头系统有多种型号,一种是经食管导入探头,适用于上消化道检查;一种是直肠及结肠探头,该探头可进行360°旋转扫查,并可做纵断线阵或横断扇形扫查。探头工作频率3.5～7.5MHz,轴向分辨率达0.15mm,穿透深度1～5cm。彩色多普勒方式3.0～6.0KHz重复脉冲频率及6dB的增色环境。血流测量采用脉冲多普勒方法和快速傅立叶转换器分析。

(3)原理:现用ECDUS图像系统,包括二维超声切面图像和彩色显像两部分。二维超声显像可以显示病灶结构，彩色多普勒显像则可把红细胞反向散射的超声信息经滤波器及高速傅立叶变换器处理，计算出血流速度和湍流程度并进行彩色编码处理。朝探头方向多普勒信息以红色表示，远离探头以蓝色表示，另用不同彩色强度表示血流速度。如声束方向不变，沿采样线进行多点取样，将每个取样点伪彩色编码血流信号重叠于取样线的 M 型超声图像上，将每一脉冲声束上的取样点的伪彩色血流信号实时二维切面超声图像内，便构成具彩色多普勒功能的 ECDUS 图像，ECDUS 的导入方法与常规 EUS 相同，两者均可采取水囊接触法或水浸没法显示。彩色多普勒超声内镜较先前的超声内镜有两大突出优点，既具有超声多普勒功能又可以在超声连续监视下进行细针穿刺，为内镜诊断及介入性治疗开辟了新的领域。

二、临床应用

（1）诊断食管静脉曲张及其周围静脉曲张：以往一般采用内镜和超声内镜检查 EV，但在临床应用中两者都有一定的局限性。ECDUS 兼有彩色多普勒和 EUS 双项功能，其检测食管和胃底静脉曲张要优于常规内镜及 EUS。研究表明 ECDUS 可清楚显示胃左静脉、胃短静脉、食管内外的血流，奇静脉及上腔静脉，显示曲张静脉的连续性，指导硬化疗法、判断疗效及其预后。Iwase 等报道 ECDUS 显示曲张静脉呈弯曲匐行无回声区，管腔直径为（10.2±2.6）mm，血流呈持续性湍流，流速平均为（15.3±3.7）cm/s，直径与血流速度呈正相关性（$r=0.9336$）。佐藤隆启等报道不同期静脉曲张的 ECDUS 血流显示率不同。F0 期静脉曲张时食管壁内血流显示率为 0，食管外围为 50%，胃左及胃短静脉为 0，奇静脉为 100%；F1 期静脉曲张则血流显示率分别为 42.9%、28.6%、71.4%、100%；F2 期以上则分别为 100%、62.5%、75%、100%。

（2）优化食管静脉曲张内镜硬化治疗：正常食管下段静脉解剖分为四层，从黏膜层到外层依次为：内皮内通道、内皮下浅静脉丛、黏膜下深静脉和外膜静脉。穿静脉是连接食管曲张静脉、食管周围静脉和食管旁静脉的血管。研究证实在门脉高压症患者食管黏膜下静脉曲张是食管旁静脉高压导致穿静脉扩张的结果，而且穿静脉是判断门脉高压症 EV 患者内镜治疗后复发的一项指标。因此，准确评估穿静脉的血流动力学指标，对 EV 的治疗具有指导作用。

对于门静脉高压症患者，血管造影是一种十分有用的评估门静脉系统血流动力学的措施，但是并不能显示穿静脉，也不可能在 CT 和 MRI 摄片上分辨出穿静脉。常规超声内镜和（或）微探头超声对于诊断食管静脉曲张很有帮助，对于穿静脉的显示率也较高，但这种方法不能分辨穿静脉内血流方向。目前，只有借助 ECDUS 方能准确地显示穿静脉内部血流的方向。

Sato 等应用 ECDUS 扫描食管下段后发现穿静脉内血流存在两种方向：一种是自食管旁静脉流向食管曲张静脉，称为内流型穿静脉；另一种则正好相反，自食管曲张静脉流向食管旁静脉，称为外流型穿静脉，因此将穿静脉分为三型：Ⅰ型穿静脉为内流型穿静脉；Ⅱ型穿静脉为外流型穿静脉；Ⅲ型为混合型，即同时具有内流型穿静脉和外流型穿静脉。

临床上，经常碰到同样是 EV 患者，曲张静脉严重程度相同。虽然在给予同样的硬化注射治疗后 EV 消失，但是有些患者会在较短的时间内出现复发，而有些患者则不会。针对这一现象，Sato 等提出有必要根据穿静脉内的血流方向来选择适当的治疗措施。对于内流型穿静脉，由于血流方向是自食管旁静脉流向食管曲张静脉，因此对这一型穿静脉实施硬化治疗后，将会有效阻断穿静脉内的血流，从而防止食管静脉曲张复发。而外向型穿静脉（包括Ⅲ型穿静脉中的外向型穿静脉部分）

是将食管曲张静脉内的血流引入食管旁静脉,因此在实施硬化治疗时需密切注意可能的因硬化剂进入循环系统所造成的副作用(尽管很少发生),如休克、心功能衰竭、肺梗死、肾衰竭等。安全的手术方式是将硬化剂注射在外向型穿静脉的远侧端。对于Ⅱ型和Ⅲ型穿静脉而言,EVL可能是最佳选择。

(3)疗效观察:鉴于ECDUS不但对穿静脉有较高的显示率,而且能清楚地显示其内的血流信号,Lahoti等在ECDUS的引导下,通过一根2.5mm注射针,直视下将硬化剂直接注入穿静脉。操作完成后即可见曲张静脉内多普勒血流信号消失,曲张静脉完全栓塞。由于直接针对在EV发生、发展和复发过程中起重要作用的穿静脉,Lahoti等采用的这种方法不仅能实现操作过程中实时观察,操作完成后迅速评估治疗效果,而且可以减少根除EV所需的硬化治疗次数。同时,由于直接将硬化剂注入静脉,可能会降低食管静脉曲张的复发概率。

(4)预测经内镜治疗后食管静脉曲张复发:大量的研究证实,胃左静脉在EV的发生、发展中起重要作用,它是EV的主要供血血管。胃左静脉通常在胃体上部分为前后两支,前支经贲门部通过食管下段黏膜下静脉与食管曲张静脉相交通,而后支则上行经食管旁静脉流入奇静脉。Kuramochi等应用ECDUS对68例接受内镜治疗后的中度及重度EV患者进行随访观察。他们以在ECDUS检查中主要为胃左静脉前支显像且伴有离肝性血流速度≥12cm/s为指标将所有患者分为复发高度危险组和复发低度危险组。结果发现50%的高危组患者在半年内出现EV复发,而低度危险组则几乎在两年后才出现EV复发的现象。因此,一般认为患者在接受内镜治疗后,若ECDUS显示以胃左静脉前支显像为主且离肝性血流速度较快者,其预后不佳。

第二章 食管曲张静脉内镜下套扎术

门静脉高压症 EV 破裂出血率为19%～57%，其中28%～66%的患者因此死亡。幸存的患者一年内再出血率为40%，且30%是发生于出血后6周之内。因此，寻找一种安全有效的治疗方法已成为各国学者关注的焦点。其治疗方法有多种，非手术治疗包括加压素、气囊填塞法、经脾经肝栓塞供应食管的血管等，但其长期控制出血效果不好；各种静脉断流手术和分流手术，都伴有较高的再出血率，而静脉分流手术也明显受再出血特别是肝性脑病等并发症的限制。

近年来，EVS 已在临床广泛应用，既减少了出血的并发症，又延长患者的生命。在长期存活和保护肝功能方面，其效果不亚于分流术。然而 EVS 也有局限性，局部与全身性并发症发生率为20%～40%，特别是食管溃疡、穿孔、狭窄。1986 年 Stiegmann 等首次报道对 EV 患者，成功地实施经内镜下曲张静脉套扎术治疗（endoscopic variceal ligation，EVL），这一方法日益受到各国学者的注意。1991 年 1 月，其作者在原湖南医科大学第一附属医院（现中南大学湘雅医院）时，在国内率先开展了这一技术，取得了满意的疗效，并认为这一技术值得大力推广。

第一节 内镜下食管曲张静脉套扎术的历史

为控制出血，将硬化剂注入曲张静脉的首次报告，是在 1939 年由瑞典二位外科医生 Crafoord 和 Frenckner 提出的。其后，Moersch 在梅欧诊所，Patterson 和 Rouse 在美国得克萨斯州达拉斯，Macbeth 在英国的牛津均做了开拓性的工作。除了开始的狂热与成功，还采用门-腔静脉分流术协助 EVS 的进行。在以后的 20 年里，这一技术却较少使用。1973 年，Johnson 和 Rodgers 在北爱尔兰首府贝尔法斯特，将这一技术著书出版发行，从而激起了人们对硬化剂注射疗法新的兴趣。早期是使用硬质内镜和曲张静脉内注射硬化剂的技术，并且需在气管置管和全麻下进行。在欧洲 Wodak 和 Pacquel 成功地采用了静脉旁注射技术。直至 1975 年也就是首次采用硬化剂注射后的 40 年，仍然没有临床对照研究去证实这一技术的效果。特别是经此技术治疗的患者，存活率是否增加，仍无定论。1975 年 8 月，Terblanche 在南非的开普敦首先提出了对照研究资料。这个研究的结果与其后的报告一起，在 20 世纪 80 年代的早期引起了人们对 EVS 新的关注。但是经大量的临床实践后，人们发现硬化剂注射疗法引发的并发症中为胸痛 25%～50%，发热 10%～15%，胸膜渗出 50%，食管狭窄 3%～20%，食管穿孔 1%～6%，食管溃疡 40%～80%。这些问题促使人们不得不寻求新的替代疗法。

远在 19 世纪 80 年代，人们就在犬的动物模型上独创性地研究了食管曲张静脉内镜套扎术。在 24 小时内，套扎组织黏膜和黏膜下产生缺血性坏死，21 天由少量食管黏膜覆盖，完全修复需 60 天左右。腐脱前套扎橡皮圈仍在套扎处，不会诱发治疗性出血，也不会产生食管穿孔。1988 年，Stiegmann 和他的同事在美国科罗拉多大学医院采用单环套扎器，将这一技术应用到临床。14 例患者有 10 例达到静脉曲张根治，每例平均套扎 3.9 次，没有大的并发症，也没有治疗失败。随后大样本的随机研究结果显示，EVL 治疗急性曲张静脉出血和预防复发性出血是安全有效的。到 20 世纪 90 年代，EVL 已公认其是 EVS 的替代疗法。

第二节　内镜下套扎术的实验研究

一、食管静脉曲张套扎术后局部病理学改变

为了解食管静脉曲张套扎术后被套扎的食管静脉及其周围组织的病理学改变，Stiegmann 对门静脉高压症 EV 动物模型进行研究。他对实验犬门静脉使用可自行逐步缩小的金属圈，先将门静脉管径缩小 40%~60%，同时在肾上水平横断下腔静脉，近端关闭，远端与门静脉行端侧吻合，4~10 个月后出现稳定的门静脉高压 EV 动物模型。在此基础上，用 EVL 的方法对每一实验犬的曲张静脉套扎 2~4 处，然后分别于套扎 24 小时、3~7 天、14~21 天、50~60 天处死动物以观察套扎部位的组织病理学改变，同时从对曲张静脉套扎的系列观察中发现，套扎后实验犬的食管与胃均未出现食管穿孔或狭窄，套扎后 5~7 分钟内镜发现被套扎的曲张静脉及周围组织初时呈紫色，套扎的周围有少许的出血，而内镜可安全地越过被套扎部位不会引起套扎圈脱落。套扎后 24 小时见被套扎的组织发白并开始干枯萎缩，套扎周围已无出血，光镜下见套扎处黏膜层与黏膜下层缺血坏死，而肌层未受任何损伤，套扎后 3~7 天，套扎部位的组织开始坏死脱落，脱落部位遗留下浅表的溃疡。溃疡的直径 8~12mm，深 1~2mm，光镜检查发现创面已有肉芽组织生长，坏死组织进一步脱落，在溃疡的基底部炎症反应进一步加剧，其表面开始出现瘢痕组织。术后 14~21 天，观察套扎处残留有小的曲张静脉，溃疡已愈合，但创面留有直径为 6~10mm 的小凹陷。光镜下观察其黏膜下层充满了一层厚厚的血管组织结构，直至第 21 天，套扎部位的炎性反应仍继续存在，其表面已完全被食管黏膜覆盖。在术后 50~60 天时，套扎处已完全愈合，仅留下小的浅表陷窝，镜下发现套扎处已完全上皮化，其黏膜下层已被一层厚厚的瘢痕组织所取代，而整个肌层始终完好无损。在对实施了 EVL 的患者内镜检查时 Stiegmann 发现，曲张静脉一旦被套扎，其周围组织即出现小斑点状的出血，2~3 分钟后就变为紫色。被套扎后所形成的团块呈圆球形，高度 8~10mm，而曲张的静脉管径缩小或完全闭塞。在套扎 2~6 处后远端的食管出现痉挛而使食管腔狭窄，且注气也不能使食管腔扩张，但内镜仍可通过。进一步的研究发现，一次性套扎后，有部分的曲张静脉可以再通。因此，一定要对患者反复强调：需要反复套扎直至曲张静脉完全闭塞，否则就可能前功尽弃。

上述试验结果表明，套扎仅引起局部套扎组织和血管的缺血、坏死、急性炎症反应，胶圈脱落后最终可自行修复。上述改变仅限于黏膜层与黏膜下层，而不会累及肌层。因此，EVL 与 EVS 所导致的局部病理改变有很大的区别，并发症也相应减少。

二、食管静脉曲张套扎对血流动力学及机体氧运送利用的影响

日本学者 Yokoyama 等对 21 例门静脉高压食管静脉曲张的患者在套扎前后运用心脏超声、心脏漂浮导管检查，同时由实验室检测内毒素、硝酸盐、血胆汁酸、血管紧张素原酶激活物、醛固酮、去甲肾上腺素等血管活性物质的浓度，并与对照组对照。结果发现，EVL 后实验组的心脏指

数、每搏输出量、左室舒张末容积立刻降低，而且呈持续性状态，而其外周的血管阻力升高。与此同时奇静脉血流、右心房压、肺动脉与肺毛细血管楔嵌压明显下降。此外，血浆胆汁酸浓度与硝酸盐明显降低，血管紧张素原酶激活物与醛固酮有轻度降低而去甲肾上腺素的水平无改变。该实验结果表明，由于奇静脉血流及外周血管阻力与静脉回心血量直接相关，EVL 后奇静脉血流量减少伴外周血管阻力升高，静脉回心血量随之减少，心脏的前负荷降低，从而出现心输出量、心脏指数及肺动脉压与肺毛细血管楔嵌压下降。EVL 后外周血管阻力升高的主要原因可能是套扎后侧支循环关闭，致在门静脉管腔内产生缩血管活性物质减少，如血浆胆汁酸浓度及 NO 含量减少。引起 NO 减少的原因其一是侧支循环减少后，在门静脉系管腔内生成的 NO 含量减少；另一重要原因是血流切应力下降。许多研究结果证实，血流与切应力比率下降可导致 NO 释放增加。NO 释放减少可直接使外周血管的阻力增加。实验还发现，套扎后 HVPG 无变化。肝炎后肝硬化患者用 HVPG 来代替门静脉压力似有不妥，因为肝静脉收集了门静脉与肝动脉的血流，且这二者之间互相调节可使 HVPG 无明显变化。

Iida 等对 EVL 的患者运用心脏超声检查，股动静脉取血查血气、血乳酸浓度来检查循环血流动力学及机体氧运送、摄取及代偿的改变。结果发现套扎后因心脏的前负荷减少从而使心输出量减少，并因此导致体内氧的运送下降，组织对氧的摄取和利用也因此下降。后者将导致体内无氧代谢增加，而且这种改变将持续相当长的一段时间。正是因为上述改变导致组织的氧合能力下降，才使套扎后的患者有出现多系统器官功能衰竭的隐患。

三、曲张静脉套扎对食管功能及门静脉高压性胃黏膜病变的影响

为了解 EVL 对食管功能和胃黏膜病变的影响，学者对 20 名 EV 患者于套扎前后采用腔内传感食管测压器、放射性核素 SPECT 扫描和多普勒激光微循环血流测定仪分别测定食管压力、胃食管反流指数及胃黏膜的血流量。结果发现在套扎曲张的食管静脉后，食管的上、下括约肌静息压、松弛压均无明显变化。套扎后上、下括约肌的松弛时间也无改变。但在套扎后的早期，食管体部的蠕动压力无变化，而蠕动波的传导速度减慢，传导时间延长。这种改变在套扎后一周表现得尤为明显，而在套扎后三周便逐渐恢复正常。与此同时，用放射性核素 SPECT 扫描检测胃食管反流的结果发现，在套扎前后，胃、食管反流指数无显著性的改变。上述结果表明，EVL 不会导致或加剧胃食管反流，但它对食管体部的运动功能有一定的影响。至于套扎对门静脉高压胃黏膜病变的影响，多普勒激光微循环血流测定仪的结果表明，套扎后胃黏膜的血流量明显增加。这种改变在反复进行套扎后最显著，而且多集中在胃底与胃体部，这种变化与 EVS 后胃黏膜血流增加的现象有相似之处。因此，套扎曲张的食管静脉尤其是曲张静脉消失后，门静脉高压胃黏膜病变有加重的趋势。Stiegmann 对套扎后患者进行食管测压研究发现，套扎后食管上、下括约肌及食管体部的压力并无改变，他认为套扎对食管的功能并无影响。

四、食管曲张静脉套扎对 NO 的影响

研究结果表明，NO 作为内源性的血管活性物质在门静脉高压的形成和发展中发挥了重要作用。有学者将 EV 患者分别于套扎前后采血并行食管局部活检以检测血液及食管黏膜组织中 NO 的含量，同时与正常人群对照。结果表明，研究组无论是血液中还是局部食管黏膜组织中 NO 的含量均明显高于对照组，但套扎对 NO 的含量却并无影响。这说明 NO 作为内源性扩血管物质在肝硬化

时含量增加,并由此导致高动力循环状态,加重门静脉高压,而EVL对NO含量无影响,不会加剧门静脉高压的病理改变。

Yokoyama等的研究结果则与此不同,经过测定EV患者测定血液中的NO含量,并与对照组比较,他们发现套扎后NO的含量降低。其机制可能是EVL后门静脉系统侧支循环的血流量减少,门静脉的血流量因此减少,而大部分的NO是在门静脉系内合成的,因此NO也减少。另一重要的原因则是血流切应力下降。

第三节 食管曲张静脉内镜下套扎术的方法与步骤

一、内镜下套扎术临床应用的适应证及禁忌证

（一）适应证

各种原因所致肝硬化门静脉高压症引起的食管曲张静脉出血和可能发生出血的病例均可进行内镜套扎治疗。

（二）禁忌证

①食管狭窄、食管扭曲、食管憩室者；②胃底静脉曲张出血或门静脉高压性胃病出血患者；③凝血功能障碍及有关疾病；④已知或可疑食管穿孔的患者；⑤循环不稳定的患者；⑥对乳胶过敏的患者。

二、内镜下套扎术的操作步骤及方法

（一）术前准备

（1）禁食：必须禁食4~6小时。

（2）与患者沟通：向患者及家属说明选择EVL的理由，并将操作过程中患者可能出现的自觉感受和配合要点告诉患者，以充分发挥患者的主观能动性，同时勿使其过度恐惧和紧张。

（3）备血：备好1~2单位的同型血以备急用。

（4）输液：特别是急诊患者应建立好输液途径。

（5）麻醉选择：术前哌替啶25~50mg肌注，阿托品0.5mg肌注，一般在术前5~10分钟给药。口咽部做黏膜局部麻醉，也可在静脉麻醉下进行。

（6）仪器的选择与准备：国产与进口的胃镜均可选用，以配有电视荧光屏者为优。

（7）患者体位：患者取左侧头轻度前屈位，下颌放置弯盘一个，以盛操作过程中的血性物质及口咽部分泌物。

（二）操作步骤与方法

目前在我国常选用单环与多环套扎器。前者在基层单位，尤以县、区医院采用较多，后者在城市、大医院较为普及。现就这两种套扎器的组成、准备、手术方法与步骤分别予以描述。

1. 单环套扎器

（1）组成、准备、手术方法

安装胃镜：带有螺纹末端的外套筒，取下胃镜头罩后，可安装在内镜镜头上。

内套筒：橡皮圈绑扎套安放在外套筒内，可自由滑动，其内壁有一凹槽，供金属拖动导丝插入。

橡皮圈：特殊优质、弹性好、无毒橡皮圈，用来有效套扎曲张静脉，安放在内套筒的末端。

操作内套筒：直径0.75mm、长140cm的金属拖动导丝，末端有一膨大隆起，嵌在内套筒凹槽内，拖动内套筒，橡皮圈即从装载装置上滑脱，将吸入套筒内的曲张静脉扎住。

内镜口咽外套管：操作时放入口咽部及食管上端，便于反复放入更换套扎器的胃镜或多侧孔吸引管，隔离血液及分泌物，防止误吸，保证气道通畅之用。

橡皮圈装载装置：它是一个圆锥形物，有利于放置橡皮圈并将其套在内套筒上。

（2）操作步骤

①方位：护士站在患者的头侧，一手轻扶患者的头部，以保持EVL术所需的轻度前屈位置，左手扶好置入患者口中的牙垫。

②外套管准备：胃镜头端插入涂有润滑剂的外套管，并将外套管推至胃镜的中段。

③胃镜外套管：按常规放置胃镜，当胃镜入食管25cm时，将外套管徐徐送入口咽部。在此过程中应嘱患者放松和吞咽，尽量减轻对患者的激惹，固定好外套管。

④各部位情况：完成必要的食管、胃十二指肠诊断性检查，确定诊断后，认真记录食管曲张静脉的宽度、色彩、范围、出血部位、有无食管溃疡等，此时护士应保护好口咽外套管，以防从口咽部脱出。

⑤套扎器：取出胃镜，安装套扎器于胃镜头端，先安装外套筒。

⑥橡皮圈：从活检孔插入金属导丝，并使其从胃镜头端引出，并将其嵌入已安装橡皮圈的内套筒凹槽内。

⑦置入套扎器：将内套筒安放在外套筒内，使橡皮圈恰好靠近外套筒前缘，从口咽外套筒的孔隙中徐徐放入安装好套扎器的胃镜。

⑧吸引曲张的静脉：胃镜抵达胃内后轻轻退出，恰在贲门食管交界处下1cm开始寻找曲张的靶静脉，将内镜与要套扎的静脉呈360°的全面接触后，启动吸引器，产生8~13kPa（60~90mmHg）负压，将要套扎的曲张静脉吸入内套筒腔内。

⑨套扎操作：在保持上述负压的情况下，拖动金属导丝，当内套筒向上滑向外套筒时，橡皮圈脱落，并套扎在被吸入管腔内曲张静脉的基部。

⑩再次套扎操作：停止抽吸，取出胃镜，重新安装有橡皮圈的内套筒，重新进行套扎操作。

由于套扎后的组织团块突出在食管腔内，且食管有反射性痉挛，所以，套扎从食管远端开始向近端进行。套扎范围一般从食管贲门交界处起至以上5cm内，一次可套扎7~10个部位。

2. 多环套扎器（Saeed多环套扎器）

多环套扎器由四部分组成：多环套扎器柄、带有起动线和套扎圈的透明帽、负荷导管、冲洗接合器。

（1）安装：将多环套扎器柄插入内镜的活检孔道。多环套扎器的柄可置于两种位置：射击位，只允许柄向前移动。双向位置允许柄双向转动。在插入内镜活检孔之前，置柄于双向位置。将负荷导管从多环套扎器柄上白色密封垫插入，直至从内镜头端引出。将启动线系在负荷导管头端的钩上，线结至钩之间 2cm 长，将负荷导管及后动线退出多环套扎器柄。将带有套扎圈的透明帽安置在内镜头端；内镜尖端垂直，把启动线压进多环套扎器柄上的狭槽，向下拉直，使线结置于狭槽眼中，置多环套扎器柄于双向位置，顺时针慢慢转动手柄，将启动线缠在柄轴上，直至拉紧。检查内镜视野，将其调至最大视野即可备用。

（2）操作步骤：①给镜头端和装有套扎圈透明帽的外表部分涂布润滑油。②多环套扎器柄于双向位置，将内镜插入食管，置入食管后柄于射击位置，显露好要套扎的曲张静脉，将透明帽全方位与之接触，启动负压抽吸，将曲张静脉吸入透明帽内。操作时，操作者的手应置于多环套扎器的柄上。③持续吸引，顺时针转动多环套扎器柄，直至感觉套圈已放出，提示套扎已完成。④松开内镜吸引钮，注入少量空气，轻微收回内镜，释放已套扎了的静脉。⑤操作过程中若需清理视野，可将配有的冲洗接合器，插入多环套扎器柄上的白色密封垫内，用盛有生理盐水的冲洗器进行冲洗。⑥如需要进行 6 个以上的套扎，可退出内镜重新安置新的多环套扎器再进行套扎。

第四节　内镜下套扎术的并发症及术后处理

一、内镜下套扎术的并发症

EVL 的安全性很好，其并发症发生率低于 2%～10%（表 2-1）。常见的并发症有以下几种。

表 2-1　内镜食管曲张静脉套扎术的并发症

并发症	频度	病残率	备注
胸痛/吞咽困难	不常见	极少	通常是暂时的
溃疡形成	常见	变化较大	罕见的出血原因
狭窄	不常见	极少	可能需要内镜治疗
感染	不常见	变化较大	明显的肺炎或终末期肝病患者有自发性腹膜炎危险

（1）套扎后形成的溃疡：套扎后形成的溃疡通常发生在套扎部位，黏膜缺血、坏死脱落后，与硬化疗法相比，这些溃疡小，比较表浅，且无症状，极少见有疼痛与出血，而且修复也快。

（2）食管狭窄：一个大样本的研究报告，食管狭窄发生率为 2%，远比 EVS 低，一般没有症状，极罕见需食管扩张治疗者。

（3）胸痛：套扎后胸痛少见，且与食管损伤的程度关系不大，发病机制尚不清楚，疼痛可用制酸剂、平滑肌拮抗剂或口服麻醉剂来缓解。

（4）吞咽困难：一过性吞咽困难，发生率为 7%，与 EVS 不同的是 EVL 不影响食管的运动。食管测压和 24 小时 pH 监测，没有发现运动不佳和食管反流，因此可以直接解释这些症状食管穿孔极为罕见。

（5）感染：内镜食管曲张静脉套扎术后感染发生率变化较大，主要取决于肝病的严重性。一个研究报告称，一过性菌血症发生率为 3.3%，比硬化疗法低。肺炎和自发性细菌性腹膜炎通常只局限于少数肝硬化失代偿的患者。当然，术后感染也应常规使用预防性抗生素。

（6）其他少见并发症：黏膜撕裂、肠系膜静脉血栓形成和食物的哽噎也鲜有报告。

二、内镜下套扎术的术后处理

（1）生命体征监护：术后应严密监测患者血压、脉搏及一般情况，术后不用鼻胃导管。

（2）饮食护理：禁食 24 小时，以防套扎圈因进食而脱落。禁食期间应予以输液。24 小时后可进流质食物，72 小时后可进半流质食物，1 周后可进普食。

（3）术后不适症的护理：EVL 术后患者可出现短时间的胸骨后疼痛和吞咽不适，持续 2～3 天后自行缓解，一般无须特殊处理。

（4）内镜下局部组织变化：初次行 EVL 患者，套扎团块直径 8～10mm，呈暗红色，基底部可见一橡皮圈。10 分钟后团块变紫，4～10 天开始坏死、腐脱，橡皮圈也随之脱落，遗留白色基底部为深 1～2mm、直径 10～12mm 的圆形或椭圆形浅溃疡，2～3 周后覆盖上皮组织修复。

（5）术后休息与复查：EVL 后应休息 12～14 天再行第 2 次套扎，直至曲张静脉根治。根治后一般应于 3～4 个月后进行首次复查。若有静脉曲张复发，也予以再套扎直至再根治。根治后应每年进行胃镜复查。

第五节　内镜套扎术在一线预防的地位与作用

近 50% 的肝硬化患者有食管、胃曲张静脉，这与肝脏疾病的严重性有密切关系。Child A 级患者曲张静脉的发病率为 40%，而 Child C 级患者曲张静脉的发病率则高达 85%。EV 患者两年内出血率可达 25%～30%，曲张静脉出血后的死亡率是 30%。因此，代偿期肝硬化患者主要预防策略是预防首次曲张静脉出血，而 EVL 则是预防 EV 首次出血的重要手段。

一、内镜套扎与不治疗组对比

有 5 组报告将 EVL 与不治疗组进行了对比，综合分析结果发现，对于中等度或大的食管曲张静脉患者，EVL 能显著减少出血和死亡的风险，但是这些研究在伦理学上受到质疑，因为对照组没有进行治疗。

二、内镜套扎与非选择性 β 受体阻滞剂进行对比

目前有 12 篇文献比较了 EVL 与非选择性 β 阻滞剂对预防首次静脉曲张出血的疗效。这些研究中 EVL 患者总数为 410 例，β 阻滞剂患者共 429 例。Khuroo 等对这些文献进行 Meta 分析后认为，虽然非选择性 β 阻滞剂是一线预防的标准治疗，但是 30% 的肝硬化患者因禁忌证或副作用而无法使用此类药物，还有 40% 患者服药后效果不佳，无法使 HVPG 下降至足以预防首次曲张静脉出血的水平。对于这些患者来说，最好的选择之一就是 EVL 术。EVL 对于已发生中等度或较大 EV 的患者，可明显减少首次曲张静脉出血的风险，而总的存活率、出血相关的死亡率没有变化。

三、内镜套扎联合非选择性 β 受体阻滞剂

EVL 联合普萘洛尔是否会改善 EV 的首次预防效果？为了回答这一问题，有一项临床研究将 EVL 联合普萘洛尔与单独 EVL 进行了对比。结果显示，两组患者的首次曲张静脉出血发生率和

死亡率均没有明显的差异。EVL 联合普萘洛尔治疗组 EV 的复发率低些，但是其代价却是在治疗的过程中出现了更多的副作用。因此，是否将 EVL 联合普萘洛尔作为一线预防的策略尚需进一步研究。

第六节　内镜套扎术是治疗食管曲张静脉急性出血的经典方法

一、内镜套扎术在控制食管曲张静脉急性出血中的作用

Stiegmann 最早将 EVL 与 EVS 的急性止血效果进行了对比，他发现 14 例采用 EVL 治疗的患者中 12 例控制了急性出血（占 86%），而 13 例用 EVS 治疗的患者中 10 例达到了止血效果（占 77%）。Gimson 等报告 21 例患者经 EVL 治疗后，19 例控制了急性出血（占 91%）；而 23 例用 EVS 治疗后 21 例控制了出血（占 92%）。Laine、Lo、Hou 和 Sarin 等都报告了类似的结果。这些研究的统计结果显示，EVL 急性止血率在 80%～100%，EVS 为 77%～86%，EVL 和 EVS 在控制急性出血方面一样有效。Lo 等将 71 例急性曲张静脉出血患者随机分为 EVL 组（37 例）和 EVS 组（34 例），研究结果显示，EVL 组紧急止血率为 97%，ES 组为 76%（$P=0.009$）。在控制曲张静脉渗血时，EVL 与 ES 疗效相同（$P=0.23$）；但是在控制曲张静脉喷射性出血时，EVL 明显优于 EVS。紧急止血率 EVL 为 94%，而 EVS 为 62%（$P=0.012$）；1 个月内 EVL 组再出血发生率为 17%，而 EVS 组为 33%（$P=0.19$），1 个月内存活率两组是相似的。

有学者自 1991 年 1 月至 2003 年 1 月共治疗急性静脉曲张出血 302 例，紧急止血率为 92.7%。另外有研究报告称，EVS 所增加的门静脉压力可维持整整 5 天，而 EVL 仅导致一过性的门静脉压力升高，48 小时之内就会恢复至治疗前水平。门脉压力的增加会增加治疗失败的风险，同时急性大出血时 EVS 操作也比较困难。这些事实都说明，EVL 与 EVS 在控制急性曲张静脉出血方面，疗效高，并发症少，是处理急性曲张静脉出血的经典方法。

二、食管曲张静脉破裂急性出血时内镜下套扎术＋内镜下硬化剂注射的联合治疗

大的曲张静脉出血行 EVS 时要求硬化剂量大，穿刺引起的出血概率高，需要频繁操作，因此发生严重并发症的风险也会增加。与之相反，EVL 很适于大的曲张静脉的治疗，但是随着治疗次数的增加，可供套扎的曲张静脉组织越来越少，给根治曲张静脉带来困难。有人推测 EVL 加小剂量的 EVS 可能有潜在的两种技术优点增强互补的效果，从而达到曲张静脉的快速根治，减少曲张静脉复发和迟发性再出血的可能。

1. 内镜下套扎术＋内镜下硬化剂注射的联合治疗（EVL＋EVS）

EVL 和 EVS 联合应用理论上可以迅速达到曲张静脉根治的效果，因为硬化剂可注入已经套扎的血流停滞的曲张静脉内。Laine 等将 41 例患者进行了对比，其中 21 例患者随机分到 EVL＋EVS 组，即在 EVL 后马上注入 1mL 硬化剂（1.5%十四烷基硫酸钠）。但是结果显示，没有达到预期的目标，两组根治率、再出血率、死亡率均是类似的，而且联合组达到曲张静脉根治所需要的治疗次数要多些，并发症的发生率也比单独应用 EVL 高。以后 Saeed、Umehara、Traif、Djurdjevic、Argonz 和 Hou 均报道，两组急性止血率、再出血率、曲张静脉根治率和死亡率无显著差异。但是

联合组达到根治所需治疗次数多,深肌层溃疡、吞咽困难和食管狭窄发生率也高。这些研究认为小剂量硬化剂进入停滞的套扎部位不但没有益处,反而造成更大的风险。

2. 内镜下套扎术+内镜下硬化剂注射的分阶段联合治疗

Bharguva 和 Pokharna 采取 EVL+EVS 分阶段联合治疗。将患者分为单独 EVL 组和 EVL+EVS 联合组,在联合组首先行 EVL 直至曲张静脉减少至 Ⅱ 度,以后每周用小剂量 EVS 达到曲张静脉完全根治。结果显示,单独 EVL 组曲张静脉完全根治率为 24%,而联合组则达到 87%($P<5.00$)。虽然单独 EVL 组曲张静脉根治率低,但余下 76%的患者曲张静脉均降至 Ⅰ 度。联合组治疗次数比单独内镜套扎组要多,而且出血率(19%和 22%)是相似的,因而此法也未广泛推广。

三、血管活性药物与内镜套扎联合应用以改善患者的预后

Sung 和他的同事随机将 100 例患者分为 EVL(组)和 EVL+奥曲肽(联合组),结果发现接受联合治疗的患者再出血率和气囊填塞率都较低,但最初的止血率或 30 天死亡率没有明显的改善。将 8 组类似研究结果综合分析后发现,EVL+血管活性药物组最初止血率和 5 天再出血率明显改善,而副作用和死亡率是类似的。这些研究显示,加用药物治疗有可能提高出血率和降低早期再出血的风险。

中南大学湘雅三医院从 1991—2003 年,治疗肝硬化门脉高压症食管静脉曲张出血患者 1253 例,其中急诊出血 302 例,紧急止血率 92.7%。某院 1990 年、1995 年、2000 年治疗曲张静脉出血的患者资料,三个年度组由于治疗方法不同,其结果也完全不一样。1990 年三腔二囊管与加压素是曲张静脉出血的一线治疗办法。1995 年内镜套扎是主要疗法。2000 年内镜套扎+生长抑素联合治疗已成为主要疗法。

由于逐步启用套扎与药物降低门脉压力相结合的方法,使疗效逐年提高。1990—2000 年,湘雅三医院治疗肝硬化食管曲张静脉出血,气囊填塞使用率从 48%降至 8%,急诊手术率从 25%降至 3%,早期再出血率从 54%降至 3%,住院死亡率从 35%降至 13%。

四、内镜下套扎术治疗失败后的评估与处理对策

近 25 年来,由于复苏技术、药物处理、内镜治疗、放射介入和肝移植的进展,特别是内镜技术的成熟,使曲张静脉出血的治疗呈现了革命性改变。住院死亡率有了戏剧性的改善,从 50%降至 20%,但仍有 15%~20%的患者经上述方法治疗后不能达到满意的紧急止血或不能有效预防早期复发性出血。若遇此情况要认真评估,必要时应及早中转手术:①经两次以上的套扎仍不能控制急性食管曲张静脉出血;②不能为非手术治疗控制的 PHG 大出血;③内镜治疗短期内复发性大出血不能为 EVL 控制者。

对于内镜治疗失败的患者,在我国首选术式是贲门周围血管离断术。它有效地阻断了门奇分流,降低了曲张静脉的出血率,但是在临床上也发现贲门周围血管离断术也有些近、远期复发性出血。我们曾对 115 例患者进行了前瞻性研究,根据治疗方法随机分为组,即内镜套扎组 54 例,贲门周围血管离断术 30 例,贲门周围血管离断术+内镜套扎 31 例,运用微探头超声检查食管下段静脉情况,多普勒超声检查奇静脉血流动力学各项指标进行手术前后对比研究。治疗后套扎组黏膜下曲张静脉消失,食管周围静脉仍然存在;断流组食管腔内曲张静脉较前减轻,食管周围静脉丛消失;联合组食管黏膜下和周围静脉丛均消失。三组奇静脉血流量分别下降 31%、32%和 43%,证

明贲门周围血管离断术+内镜套扎的腔内外联合断流较单一的治疗方法能更好地阻断门奇分流。这种方法简单，患者容易接受，不会引起难以耐受的并发症，同时证明贲门周围血管离断术后，远近期复发性出血最佳的选择是内镜套扎术。

第七节 内镜下套扎术是曲张静脉二级预防的基本疗法

急性静脉曲张出血存活的患者，有很高的再出血的风险和死亡的风险。1~2年之内平均再出血率为60%，死亡率为33%，特别是早期再出血者，30%~40%发生于止血后的2~3天内，60%发生于一周之内，患者恢复稳态水平仍需3个月。对于因静脉曲张出血存活的患者在出院前就应开始进行预防复发性出血的治疗。预防复发性出血的指征是，因急性曲张静脉出血患者至少已24小时未再出血，为控制急性曲张静脉出血的药物治疗已经停止。

一、内镜下套扎术是达到曲张静脉完全根治和预防再出血的最好选择

EVL与EVS在预防曲张静脉再出血中的对比，已有十三个前瞻性的随机对比研究。1992年，Stiegmann首先报告在改善存活率和减少并发症方面EVL优于EVS。Avgerinos等发现EVL比EVS根治曲张静脉速度更快，而且并发症也更少。Masci等认为达到曲张静脉完全的根治率EVL是88%，EVS为82%，但是EVL需要治疗的次数要少（3.4和5.3），EVL的并发症也少（18%和38%），类似的结果在其他研究组中也可以看到。

EVS组在曲张静脉根治前再出血比较频繁，与EVL相比严重并发症也高（36%和10%）。De la Pena等发现两种治疗方法曲张静脉根治率相似，但EVL达到根治较快，并发症也少，基于再出血率、死亡率、并发症发生率低和内镜治疗所需次数少，因此EVL是曲张静脉根治和预防再出血的最好选择。

二、内镜下套扎术+药物治疗

目前认为EVL是基本的选择，是否加用药物治疗，影响选择的因素包括顺应性、耐受性、门脉压力、有效性和费用。

EVL+非选择性β受体阻滞药是否能改善EVL的疗效？已有两组研究对其进行了评估，两组资料均显示曲张静脉闭塞后曲张静脉复发引起的再出血，在β受体阻滞药与EVL联合组明显减少，但死亡率并未明显减少。这些初步结果强烈显示，联合治疗比单独EVL治疗效果更好。目前国际上推荐EVL与非选择性β受体阻滞药联合应用预防曲张静脉复发性出血，对于无须EVL的患者则应非选择性β受体阻滞药+硝酸盐降低门脉压力。

三、内镜下套扎术+TIPS

目前已有三项Meta分析认真评估了内镜与TIPS的疗效，尤其是对预防曲张静脉再出血、术后肝性脑病和存活率的影响做了详细评估。其中一项发现内镜治疗曲张静脉再出血率为47%，与之对比TIPS为19%，（$P<0.001$），但是死亡率没有差异；肝性脑病发生率低，内镜治疗组为19%，TIPS组为34%，（$P<0.001$）。结论认为，曲张静脉出血的患者TIPS与内镜治疗相比，TIPS能降低再出血率，但肝性脑病发生率增加，而且没有改善存活率。因此TIPS不能推荐为预防再出血的常

规治疗方法。一般认为，EVL 与药物联合应用后，患者仍有曲张静脉复发性出血可考虑行 TIPS。应该说分流手术与 TIPS 一样有效，两种办法的选择取决于医院的经验和患者的意愿。

四、内镜套扎＋激光治疗

曲张静脉根治后，食管内逐渐出现一些再生小静脉以及残留的血管再通是复发曲张静脉的根源，也是预防再出血的关键。因此预防复发性出血的原则有三个目标：①预防曲张静脉的再形成；②预防小的曲张静脉向大的曲张静脉发展；③预防大的曲张静脉破裂出血。对于大的曲张静脉可采取 EVL 择期重复治疗，使其再根治，对于前两者目前尚无更多的办法。因为经反复套扎后，局部瘢痕化明显，再抽吸套扎困难。随着肝硬化病情的发展，门静脉压力进一步升高，残留的曲张静脉会再充盈增大，相应静脉壁变薄，再出血的风险会大大增加。为此我们设想用激光的光能使小血管机化，杜绝复发出血的可能性。经动物实验和临床试验发现：①套扎治疗后，食管黏膜纤维化为块状纤维化斑块；②激光治疗后，直接破坏黏膜及小血管，局部血管壁受到破坏，内部血栓形成，血管闭塞；③治疗后二周，残留的曲张静脉完全消失，大大提高了内镜套扎的疗效；④激光治疗后，局部神经末梢由于热效应破坏，术后无疼痛，无发热，饮食恢复快。因此我们初步认为内镜套扎＋激光治疗可有效预防曲张静脉复发，值得深入研究。

第三章 内镜组织黏合剂注射治疗

第一节 组织黏合剂的研究背景

胃静脉曲张（gastric varices，GV）和食管静脉曲张（esophageal varices，EV）同为门静脉高压症的常见并发症，一般来说，其并发破裂出血率较食管静脉曲张低，而一旦破裂大出血却较食管静脉曲张出血量大，病情凶险、死亡率高，到20世纪80年代死亡率仍在30%~60%。关于门脉高压症的胃静脉曲张的发生率历来各家报道不一致，据国外文献，Feldman报道为2%，Hosking和Johnson报道为5%~6%，Trudeau和Prindeville报道为10%，Sarin和Kumer报道为16%，Hashizume等报道为37%，Paquet和Oberhammer报道为60%~70%。报道差别很大，造成这些差异的主要原因是诊断上的困难、分类标准的不同以及所检查患者门静脉高压症的病期不同，中南大学湘雅三医院大样本统计，门脉高压症患者胃静脉曲张发生率为20%，在消除食管静脉曲张两年内9%会继发出现胃静脉曲张。综合考虑各种胃静脉曲张患者，两年内的出血率为30%~50%，一旦出血常迅猛，成为致死性并发症，且治疗后再出血率较高，故预防和治疗胃静脉曲张出血势在必行。

一、胃静脉曲张的发病机制

如同EV一样，绝大多数GV都是各种原因引起的门脉高压症而导致的不同部位静脉侧支循环建立的病理表现。正常情况下，胃底、体的静脉由胃短静脉入脾静脉，贲门附近的静脉由胃左静脉流入门静脉或脾静脉，最终进入门静脉。胃左静脉的分支在贲门附近垂直穿过肌层，到黏膜下与黏膜下深静脉（伴行静脉）相连接，后者在贲门上部与食管的黏膜下深静脉丛相通经穿通支连于体循环的奇静脉。当肝硬化引起全门静脉高压时，深静脉成为门静脉与体循环间的侧支吻合。胃静脉曲张是由在近栅状区（指食管胃连接部及其上的2~3cm区域，其黏膜下血管呈纵行平行加栅状排列）的固有静脉形成，这是由于胃静脉的血流流向食管时在此处阻力最大。这些深部固有静脉在门静脉高压时扩张明显且移至黏膜下，发展为食管或胃静脉曲张。

与全门静脉高压主要于肝硬化时不同，部分性门脉高压（左侧门脉高压症）最常见于脾静脉栓塞。由于脾静脉靠近胰腺的后上方，在胰腺炎、胰腺假性囊肿、胰腺肿瘤等时，易发生脾静脉栓塞。外伤、腹膜后纤维化以及骨髓增生性疾病也可为脾静脉栓塞的原因。脾静脉栓塞引起的胃静脉曲张也很明显，阻塞处近端可见数条附属血管分支扩张，血流由扩张的胃短静脉和胃网膜静脉经胃左静脉流入门静脉，其结果常为胃体、底静脉曲张，而不累及食管，以致容易误诊。

二、胃静脉曲张的分类

胃静脉曲张大多伴有食管静脉曲张，少数不伴有食管静脉曲张的称孤立性胃静脉曲张。GV通常出现在贲门下小弯侧或胃底部，少数也可出现在胃的其他部位。内镜下胃静脉曲张分类方法尚无一致意见，国外文献提出了几种GV的分类方法，尤其是Sarin分型目前已被国际上普遍接受并广泛应用，因其有助于理解GV的部位和范围，对确定治疗方案很有意义。

Sarin 分型：根据胃静脉曲张的部位及与食管静脉曲张的关系将 GV 分为两大类。

第一类为胃食管静脉曲张（GEV），其 GV 延续至胃食管连接处以上且均与 EV 相连，又分为两个亚型。

GEV-1：此型 GV 是 EV 的延续，沿胃小弯延伸至胃食管连接处以下 2~5cm，曲张静脉较直，在 GV 中最常见。

GEV-2：此型静脉曲张经胃食管连接部延伸至胃底，长且迂曲，呈结节状。

第二类为孤立性胃静脉曲张（IGV），即不伴 EV 的 GV。依其位置也分为两个亚型。

IGV-1：位于胃底，在贲门外几厘米，也称胃底静脉曲张。

IGV-2：此型包括除胃底外出现在胃内任何部位（如胃窦或幽门）的孤立性 GV。

进一步又可将其分为原发性（首次检查发现）及继发性（于内镜套扎治疗或硬化剂治疗 EV 后出现）。以上类型中 GEV-1 型占全部原发性 GV 的 74%，GEY-2 型占 16%，IGV-1 型占 8%，IGV-2 型占 2%，90%胃静脉曲张伴有食管静脉曲张。有文献报道：GEV-1 型出血发生率为 20%，GEV-2 型为 70%，IGV-1 型为 60%~70%；GEV-2 型和 IGV-1 型较 GEV-1 型出血发生率高（$P<0.05$）；胃静脉曲张直径＞10mm，有红斑症为出血的高危因素。一般来说，胃静脉曲张呈瘤型和结节型的出血发生率均高于迂曲型。

Hosking 分型：

Ⅰ型：GV 由 EV 经鳞柱状上皮移行处延伸发展而来。

Ⅱ型：GV 位于胃底，向贲门集中，常总伴有 EV。

Ⅲ型：曲张静脉位于胃底或胃体，不与贲门相连，不伴有 EV。

三、胃静脉曲张的治疗进展

二十多年前，胃静脉曲张作为上消化道出血的原因并不显得重要，因为不论食管或胃静脉曲张出血均采用门体分流术治疗。近十多年来，由于 EVL、EVS 的成功应用，较少采用门体分流术，胃静脉曲张发生率及出血率才被人们重视。湘雅三医院通过内镜诊断胃静脉曲张的发生率为 20%，在急诊食管胃静脉曲张出血的患者中，胃静脉曲张出血占 8%~10%。

近 20 年来由于复苏技术、药物治疗、内镜技术、手术治疗、经颈静脉门体分流术和肝移植的进展，使门静脉高压症曲张静脉出血住院死亡率大大降低。一旦静脉高压症胃曲张静脉破裂出血，传统的治疗方法是采用药物或三腔二囊管先止血、积极生命复苏，待循环系统稳定后及早地行手术治疗或经颈静脉肝内门体分流术，国外还有逆行经静脉球囊闭塞术（B-RTO）。然而很多患者往往一般情况很差，肝功能 C 级，手术止血的风险大，围术期有很高的病死率和致残率，使外科手术很少实行；经颈静脉肝内门体分流术后并发症多，远期疗效欠佳。对有自发性胃肾分流的胃静脉曲张患者，B-RTO 术不失为一种有效的治疗手段，但术前需经过 CTA 检查，明确是否有胃肾分流。近年来，随着内镜技术的发展进步，内镜方法对曲张静脉出血的诊断治疗具有重要的意义，它既是诊断措施也是治疗措施。

相对于食管静脉曲张而言，胃静脉曲张的内镜治疗要棘手得多。门静脉高压症食管静脉曲张出血可以行内镜下食管曲张静脉套扎术（endoscopic variceal ligation，EVL）治疗，因其疗效确切，易操作，费用低，并发症少，目前已占据统治地位。内镜下硬化剂治疗（endoscopic variceal sclerotherapy，

EVS）对食管静脉曲张急性出血以及预防再出血是一种有效的方法，已广泛被接受并应用于临床。相反，对胃静脉曲张出血的治疗还存在一定的争论。GV 经常在门静脉高压的患者中见到，尽管 GV 的出血率比 EV 低，但 GV 一旦出血，病死率却比 EV 高，故危险性更大。由于胃曲张静脉常比食管曲张静脉粗大，位置常在贲门附近或较高的胃底，而且由于出血时胃底视野不清及操作较困难，套扎难以控制胃静脉曲张出血，硬化剂在血管内皮上所形成的血凝块可以被丰富的血流冲走，分布范围广泛，静脉旁注射时常发生胃溃疡，此溃疡累及黏膜下，易导致再出血，更重要的是，内镜介入治疗导致的组织坏死可以引起一些很严重的并发症，所以内镜下套扎或硬化治疗胃静脉曲张出血都不易有效止血，尤其是对胃底曲张静脉基本无效，且术后复发出血率高，并发症多。

多年来，国内外学者一直致力于寻找各种有效、相对简便的内镜治疗方法。自 1986 年 Soehendra 等首次报道组织黏合剂对胃静脉曲张出血患者有效的急诊止血作用后，其逐步取代硬化剂，发展成为现在的内镜下组织黏合剂注射疗法并用于治疗胃静脉曲张。目前应用的组织黏合剂多属 α-氰丙烯酸酯类胶，国内生产的组织黏合剂（α-氰基丙烯酸烷基酯），其结构式 α-碳原子结合 CN 和 COOR 基团，使 β 位的碳原子具有很强的吸电性，在微量阴离子存在下，就能产生瞬间聚合反应，生成链状化合物，产生较强的胶接强度，因此具有与水、血和组织液立即固化的特性。组织黏合剂接触血液 3～5 秒钟即形成固体，产生的胶黏力强度大，据此特性将组织黏合剂在内镜下注入曲张的食管和胃静脉，可栓塞曲张静脉以达到止血，甚至消除静脉曲张的目的。内镜下组织黏合剂注射栓塞疗法在国外已有 20 余年的经验，但在国内起步不久。有学者认为内镜下组织黏合剂注射栓塞疗法是胃静脉曲张出血内镜治疗唯一可行的有效措施。

第二节　注射技术

一、适应证与禁忌证

在内镜下食管曲张静脉套扎术（EVL）对食管静脉曲张治疗，因疗效确切，易操作，并发症少，已占统治地位，故内镜组织黏合剂注射栓塞治疗主要是针对胃静脉曲张，尤其是破裂出血时，包括罕见发现的其他异位静脉曲张出血，如我们发现十二指肠曲张静脉出血，经注射组织黏合剂止血成功。

禁忌证：①原则上同常规无痛胃镜检查禁忌证；②CTA 血管成像显示曲张静脉存在大的胃肾分流者，需慎重。

二、仪器与准备

（一）所需器械

（1）电子胃镜特点：①视距范围较宽（3～100mm）；②具有大孔径活检道（直径 3.7mm）；③含有一条辅助注水通道。

（2）超声微探头诊断仪。

（3）组织黏合剂：α-氰基丙烯酸烷基酯，0.5mL/支，北京康派特公司生产。

（4）一次性注射针：产品编号为 INJ1-A1-09.180。①特性：远端部带防护鞘可锁定，单腔；②长度 180cm，直径 2.3mm；③针头直径/针头长度 0.9mm/6mm。

（5）超液态碘化油 10mL/支，进口。

（6）内镜影像工作站。

（二）术前准备

术前常规做碘化油皮试，若阳性则改为50%高渗糖液体做推送剂。

常规行门静脉CTA检查，以了解门静脉主要属支和侧支循环情况，了解门静脉血流动力学情况。

其他常规准备同普通胃镜检查，为减少食管胃蠕动，可于术前30分钟肌注阿托品0.5mg和哌替啶50mg，备血、备三腔二囊管等。

患者用2%利多卡因行咽喉局部充分喷雾麻醉2~3次，并予鼻导管给氧及心电监护，采用无痛胃镜技术，待患者处于浅睡眠状态下，睫毛反射消失后开始进行内镜检查和治疗。

三、操作步骤

组织黏合剂的特点是快速固化而止血，目前对此应用有两种方法：一种是稀释后注射，一种是不稀释注射。目前临床上一般采用不稀释法注射，经内镜分层推入法做快速曲张静脉栓塞治疗，即经三明治夹心法快速推注。常用油性造影剂碘化油做推送剂，既有利于经X线追踪观察，又不会堵塞内镜而损坏内镜。准备步骤如下：

（1）第一支2mL针管抽吸超液态碘化油2.0mL注满注射针。

（2）第二支2mL针管抽吸组织黏合剂，根据曲张静脉的大小确定所需组织黏合剂的量，一般一次注射不超过6mL（0.5mL/支）。

（3）第三支2mL针管抽吸2.0mL超液态碘化油。

以上三支针管按顺序排列并标明记号，依次使用。内镜检查确定采用注射组织黏合剂疗法后，选择合适的曲张静脉准备进针注射。

（4）第四支针管中的超液态碘化油注满一次性注射针（一般为1.4~1.6mL）。

（5）将注满超液态碘化油（<1.5mL）注射针经内镜刺入曲张静脉后，依次用第二支、第三支2mL针管经注射针快速（30秒）推注，使组织黏合剂迅速注入曲张静脉内。

（6）组织黏合剂全部进入曲张静脉后，迅速退针，并用注射针适当压迫进针处，待组织黏合剂充分凝固栓塞曲张静脉后，观察注射部位，确认无出血后退镜。

（7）将内镜连同注射针（注射针不要从内镜中拔出，反而再进针少许）一并放入水槽中冲洗后，才可从内镜中拔出注射针，这样可避免组织黏合剂堵塞内镜，以致损坏内镜。

（8）注射组织黏合剂治疗后24~48小时内行上腹部X线检查，观察治疗后碘化油形成的滞留影情况。

若曲张静脉较大，或范围分布较广需要做多点多部位注射时，可以反复重复步骤（2）~（6），但要注意一次性注射组织黏合剂的总量不要太多，国外文献报道最好不超过6mL，以免发生异位栓塞这一严重的并发症。若碘化油皮试阳性，将50%高渗糖液体替代超液态碘化油做推送剂也可完成上述注射操作，但不能做X线检查追踪观察碘化油形成的滞留影情况及排胶情况。

为防止注入过多碘油而发生异位栓塞，现大多应用改良注射法，即操作5进针前排出1mL碘化油，推注第三支针管时也只推进1.4~1.6mL碘化油，这样使得进入曲张静脉内的碘化油只有极少量，减少因碘化油而引起异位栓塞。

四、注意事项

（1）注射针要合适，原则上应较粗，外径最好在0.9~1.0mm，有利于轻松推注超液态碘化油；针头应突出6mm以上，有利于刺入曲张静脉内，并且术前应仔细检查针头伸缩是否顺利，一次性注射针内在刺入曲张静脉前要充满超液态碘化油，防止推进空气而产生栓塞。

（2）国产的碘化油黏滞系数高，被推注经过外径0.9mm的注射针阻力太大，几乎不能推动，因此必须应用黏滞系数低、易于推注的进口超液态碘化油做注射推送剂。

（3）组织黏合剂注射量，一般大的胃底曲张静脉呈瘤样，需3~4mL组织黏合剂，量多不超过6mL；但每次均以0.5mL和1.0mL作为增加量，一次注射量过大可能引起全身其他部位的异位栓塞，应避免，可反复多点多次注射组织黏合剂治疗。

（4）注射中内镜与注射针头以及注射部位均应保持一定距离，以免组织黏合剂黏附内镜末端，堵塞通道，损坏内镜。

（5）注射组织黏合剂栓塞术的技术要求高，注射顺序不能颠倒，注意推注速度要快，因组织黏合剂接触血液快速凝固的特点，慢速推注的话，容易在注射针头处形成血栓而堵塞针头，并严格按照操作规程操作，注射时要防护操作者及患者的眼睛、注意及时清洗内镜等，每个不同用途的注射器应标明注射顺序。

五、术后处理

内镜注射组织黏合剂术后处理，基本同食管静脉曲张套扎治疗术后处理。

（1）术后禁食、禁饮24小时，进食从流质饮食开始，慢慢过渡到半流质饮食、普食。同时予静脉输液，常规应用抗生素2~3天。

（2）密切观察患者术后生命体征和各种临床表现，及时发现术后出血，异位栓塞等严重并发症，并做相应处理。

（3）注射组织黏合剂治疗后24~48小时内，行胃底部X线检查，观察治疗后碘化油形成的滞留影情况。高密度的滞留影间接反映已栓塞部位、范围及侧支情况。

（4）对有破裂出血史的患者，术后可使用奥曲肽等降门脉压药物。

（5）注射组织黏合剂栓塞治疗后"排胶"时间长短不一，多数发生在术后2周至3个月。术后要定期复查胃镜，超声内镜和胃底部X线，以确定是否完全"排胶"，曲张静脉是否还有残留。

（6）胃曲张静脉较大，范围较广或有残留者，可多点多次重复注射组织黏合剂栓塞治疗。

第三节　疗效评估

一、内镜组织黏合剂注射栓塞治疗胃静脉曲张的疗效

注射组织黏合剂疗法比内镜下套扎术要有效、安全。Lo等一次随机回顾性研究表明，注胶疗法急诊止血率和再出血率各为87%、31%，而套扎治疗分别为45%、54%，两者有显著差别。Soehendra报道，止血成功率达100%。Moustafa等报道，经内镜注射治疗100例血吸虫肝病门静脉高压症患者胃静脉曲张出血，止血率为100%，再出血率为12.5%。Pretis等治疗129例食管胃静脉

曲张患者，即时止血率100%，再出血率6.1%。Oho等的非随机研究证实：注射组织黏合剂疗效优于硬化治疗。Thakeb等的比较研究显示：组织黏合剂即时止血率100%，硬化剂乙醇胺油酸盐即时止血率96.46%，但前者再出血率仅8.6%，后者为25%。同时Rome Jutabba的动物实验比较结扎术、硬化疗法以及组织黏合剂治疗对胃静脉曲张的疗效、技巧及安全性，他认为组织黏合剂的止血效果与另两种方法基本相同，注射后出现的注射点溃疡的数目、大小、深度及再出血率均低于另两种方法。Binmoeller等认为对于胃静脉曲张出血，组织黏合剂注射治疗是唯一有效的内镜治疗方法。综合国外多个治疗中心资料显示：内镜组织黏合剂注射治疗胃静脉曲张出血急诊止血率为93%～100%，住院时间短，费用效益比高。因此，美国学者Greewald称之为一种对胃曲张静脉出血安全、有效、经济的治疗方法。

中南大学湘雅三医院门静脉高压症研究中心内镜治疗中心在2005—2010年，采用内镜下注射组织黏合剂栓塞术治疗360例胃静脉曲张患者的结果显示：其中192例急性出血均被立即止血，急诊止血率100%；胃静脉曲张消失率58.33%，缩小率37.5%，近期出血复发率16.67%，病死率4.17%。与国外文献报道的胃静脉曲张出血注射组织黏合剂治疗急诊止血率90%～100%、胃静脉曲张消失率30.8%～93.1%、出血复发率0～30%、住院病死率0～15%的结果相符。表明组织黏合剂注射对胃静脉曲张急性出血的急诊止血效果是确切的，尤其对那些肝功能差，已行手术治疗或其他方法治疗后均无法止血的患者有很好的疗效。

同时，我们回顾性对比分析了胃静脉曲张破裂出血予组织黏合剂注射疗法组和既往手术治疗组，两组患者肝功能按Child-Pugh计分有显著差别，即注胶组患者的肝功能明显差于手术组患者，而两组在胃静脉曲张消失率方面，注胶组显著高于手术组（$P<0.01$），在病死率方面，注胶组明显低于手术组（$P<0.05$）；在曲张静脉缩小率方面却无明显差别。显示出良好的治疗效果，这都说明注射组织黏合剂治疗胃静脉曲张出血较手术治疗的疗效好。尤其是肝功能C级患者，在急诊止血，曲张静脉消失或缩小方面，注胶组明显优于手术组（$P<0.01$），同时说明胃静脉曲张出血注射组织黏合剂尤其适用于肝功能C级患者，而那些肝功能C级的患者往往也很难耐受于手术的打击。因此，注射组织黏合剂治疗胃静脉曲张出血，使得本门静脉高压症治疗中心近10年来对门静脉高压症上消化道出血患者的急诊手术率大幅降低，也使得上消化道出血患者急诊病死率大为降低。

二、排胶规律

注射组织黏合剂治疗后2天，摄上腹部X线正位片示胃曲张静脉内充满组织黏合剂与碘油混合物，有时食管下段也见混合物。发现组织黏合剂团块形态多样，有球形、条索形、花形、与血管解剖结构相近，表明组织胶堵塞在血管内。偶发现数例患者术后即有咳嗽等症状，X线片示肺部纹理增多、增粗，提示有少量碘化油流入肺血管内呈无明显后果的异位栓塞。1个月后复查X线片发现有296例患者组织胶团块有所减小。1年内324例患者X线下组织胶团块消失。与内镜、门脉CTA检查结果相符。

我们对324例行内镜注射组织黏合剂治疗胃静脉曲张的患者分别在1周、2周、1个月、3个月和6个月进行胃镜复查明确静脉消除时间以及组织黏合剂完全排出的时间。结果发现：1周见注射点轻度糜烂，GV呈白色，胃黏膜水肿，胃液分泌增多。1周复查288例，患者没有排胶，36例（占

11.1%）出现排胶。2周复查141例（占43.6%）患者开始少量排胶，1个月时复查内镜271例（占86.1%）患者可观察到多种形态的排胶形式，如球状、点状等，颜色为黑色、黄白色以及褐色等。3个月复查87例（占26.9%），仍有少量排胶。6个月时49例（占15.1%），患者体内仍有组织黏合剂。排胶时间与组织黏合剂用量无关系。由此可见大部分患者在1周后开始排胶，形式多样，无明显规律。3个月到半年基本排完，少数患者可持续多年，很难精确估计静脉曲张消失的时间。共129例患者行多次多点注射治疗，一般使用剂量为1.0～3.0mL。

第四节　并发症及其他

一、并发症

尽管组织黏合剂注射栓塞疗法对胃静脉曲张出血疗效确切，提供了一种新的治疗方法，但仍存在一些严重的甚至致死性并发症，需要进一步研究。

（一）术中出血、再出血

注射组织黏合剂栓塞疗法的一个严重的并发症是术中出血。一般来说，由于人体组织黏合剂物理化学特性，在短短几秒钟内能迅速地形成血栓，因此术中出血几乎不会出现。但我们在实践中也有9例患者经注射组织黏合剂后仍有出血，当即予加量再次注射组织黏合剂栓塞，能止住出血。出现这种情况可能是一次性所用组织黏合剂量不够，以致没能完全栓塞住曲张的静脉而继续出血。多次多点重复注射，是控制急性大出血的一种好方法。

注射组织黏合剂疗法虽能急诊止血，但再出血率还是相当高。King等报告再出血率为30.49%，Huang等报告再出血率为为23.3%，而Akahoshi等报道组织黏合剂治疗52例胃静脉曲张出血，随访10年，初期止血率96.2%，再出血者80%是在1年内。没有文献显示注胶治疗后再出血与患者肝功能相关，然而孤立性胃静脉曲张即IGV型却有明显的高再出血率，文献报告达46%。而术后再出血主要是近期再发出血和复发出血。组织胶是种异物，作为一种异物被然地排斥至胃腔，在静脉腔未闭塞前，固化组织胶排出可再发出血。组织黏合剂注入血管内，先发生炎性反应，肉芽肿形成，1个月形成纤维化。局部溃疡的早期（1个月内）发生可能与组织黏合剂进入血管引起热力反应和毒性反应有关。早期排胶后果尤其严重，早期排胶推测可能有以下几个方面的原因：①曲张血管过粗、血流速度快、注射组织黏合剂用量相对不足；②患者免疫力强，易发生排斥；③胃内炎症渗出，不利于血管闭合，并可刺激免疫，加速组织黏合剂排出。再出血者多数再次用组织黏合剂治疗容易止血。有文献报道，注射组织黏合剂治疗并不能改善肝硬化、门脉高压症患者的长期预后。这也是此疗法并未降低门静脉的高压或延缓肝纤维化的原因。

在我们治疗的病例中，随访观察的病例近2年时间内，有16.67%的患者（51/306）发生近期再出血，绝大多数患者再出血发生在1年内，并且有5例患者死亡（其中1例死于大出血，2例死于肝性脑病，1例死于肺动脉梗死，1例死于脑动脉梗死）相比国外学者报道的复发出血率（占30%～40%）相对低些，这可能是我们嘱咐患者长期口服普萘洛尔或长效硝酸甘油降门静脉压力有关，同时还发现孤立性胃静脉曲张（IGV-1型）有明显的高再出血率。而对于胃食管静脉曲张

（GEV-1型），套扎治疗食管静脉曲张对小弯侧胃静脉曲张也有效，可以使静脉曲张消除。GEV-2型的胃静脉曲张在胃底呈结节或瘤样扩张，故仍需注射组织黏合剂进行栓塞治疗，效果同孤立性胃静脉曲张。

大量病例的门脉CTA显示：GEV-1型门脉CTA示血流来源以胃左静脉为主，GEV-2型则由胃左静脉、胃短、胃后静脉混合供血，ICV-1型以胃短、胃后静脉供血为主，此型分流发生率较高。临床经验提示IGV-1型和GEV-2型经内镜组织黏合剂注射治疗后易复发，可能与曲张静脉血流来源有关。而GEV型胃静脉曲张需联合内镜下静脉曲张套扎治疗食管静脉曲张以巩固疗效。

（二）异位栓塞

注射组织黏合剂栓塞疗法是一种血管栓塞的疗法，从理论上来说有发生全身其他血管异位栓塞的并发症。文献介绍一般多发生在肺动脉、脑动脉和门静脉系统等异位栓塞，一旦发生大的或重要血管的栓塞，后果常比较严重。国外文章报道，注胶治疗后发生肺动脉栓塞4%，脑动脉栓塞发生率相对较少（1%）。肺动脉栓塞常表现为急性咳嗽、胸痛、呼吸困难等，严重的可引起患者死亡。Kok等发现发生肺动脉栓塞多数是肺的小动脉栓塞，患者往往并无特殊的临床表现，有时经CT等影像学检查后才发现，后果也并不严重。

国外有报道，脑动脉栓塞临床表现的轻重与栓子的大小、数量、部位、心功能状况等因素有关；发病急骤，症状多在数分钟或短时间内达到高峰；局部神经缺失症状取决于栓塞的动脉，多为偏瘫或单瘫、偏身感觉缺失、偏盲及抽搐等。至于门静脉内的异位栓子与自身形成的血栓难以区别，临床表现和影像学检查也难鉴别。若发生上述的异位栓塞引起严重后果，除常规对症处理外，溶栓治疗并无作用，必要时需手术取栓。在我们的治疗过程中曾发生1例经CT证实脑动脉栓塞，1例肺大动脉栓塞均死亡的病例，数例肺小动脉栓塞仅有轻微咳嗽症状临床表现，无大碍。

发生异位栓塞可能与下列因素有关：①胃曲张静脉的大小，曲张静脉越大越易发生；②注射组织黏合剂的量，注射量越多越易发生，最多的量报告达9mL；③侧支血管扩张的范围程度，侧支血管越多、扩张越宽越易发生；④注射时的速度，注射速度越慢越易发生；⑤组织黏合剂的稀释程度，一般与碘化油成1:1～1:3稀释，浓度越低越易发生。

我们认为形成异位栓塞的根本原因是门脉高压症患者胃底曲张静脉与左肾静脉和下腔静脉间自发形成较粗大的分流通道，即胃-肾和胃-腔分流通道，碘油及组织胶栓子经分流道进入腔静脉系统，形成异位栓塞。因此对非急诊止血患者，术前需行门脉CTA检查评估是否合并胃-肾或胃-腔分流通道，若存在胃-肾和胃-腔分流的患者在先行介入栓塞分流道后，再择期进行注射术治疗，可显著降低异位栓塞。有人发现血流速度越快，注射速度越慢，黏合剂浓度越低，形成的凝固物越细长，并有较多碎片，不易完全闭塞曲张静脉，且容易发生异位栓塞，注射过多黏合剂可能导致凝固物太长而发生危险，因此主张快速注射，注射量极为关键，尽量闭塞血管，又不致黏合剂和碘油流至过远处。采用改良的三明治夹心快速推注法，可减少因推进碘化油而形成的异位栓塞，不稀释的组织黏合剂也易完全栓塞曲张静脉。

迄今为止，国内尚无此类经注射组织黏合剂栓塞治疗后发生异位栓塞的大宗样本文献报道。我们进行的工作经验中，发生异位栓塞这一严重并发症的数量还较低。但一旦发生此并发症，可引起患者死亡的严重后果，所以在进行此注射技术操作时，一定要谨慎、熟练、不能麻痹大意。

（三）败血症

Turler 等报道经注射组织黏合剂栓塞治疗后发生 1 例败血症并死亡的病例。与患者的免疫力低下有关，肝硬化门静脉高压症晚期患者本身免疫力低下，易发生原发性腹膜炎，加之，毕竟是有创的治疗，一不小心就会发生难以控制的败血症。因此要求必须严格消毒内镜和注射针，遵守无菌操作，术后同内镜下曲张静脉套扎术一样予抗生素治疗，基本可以预防败血症的发生。

（四）其他并发症

注射组织黏合剂栓塞治疗后多数患者有胸骨后或上腹部疼痛、发热、白细胞偏高等反应，一般 3 天后自行消失。这些副作用发生率较高，出现胸骨后或上腹部疼痛达 50%，患者表现轻重不一，轻的仅为轻微的胸闷不适；重的可为上腹部剧痛，需应用强效止痛剂才能缓解。疼痛程度再重也一般于术后 3 天自行消失，其中机制不清。

发热和白细胞升高发生率为 10%~15%。在排除其他情况引起的发热和白细胞升高则不必惊慌，因组织黏合剂毕竟是一种异物，注入人体后，若患者免疫力较强，则会发生反应性的发热和白细胞升高。随着机体的适应或异物的排出，体温和白细胞也自行下降至正常。

这里只介绍了一些较为常见的并发症，随着研究和应用的深入，可能还会有其他情况出现。

二、问题与展望

对于内镜下注射组织黏合剂栓塞疗法我们起步较晚，在临床应用中还有很多问题需要进一步研究。

（一）选择最佳的注射点

从胃曲张静脉的门脉系统血流动力来看，曲张静脉血流应有一定的方向，即曲张静脉可能存在一个"入口"和"出口"。如何寻找胃曲张静脉血流的"入口"并从"入口"处注射组织黏合剂以达到最大的栓塞作用，从而使曲张静脉尽可能地消失。提高疗效，并减少组织黏合剂用量，防止异位栓塞等并发症，是一个需要进一步研究的问题。

门脉 CTA 可提供侧支血管扩张的范围和程度，单个较大直径的胃-肾或胃-腔分流，很好地反映胃静脉曲张、胃周静脉及侧支循环的情况。这需要进一步在实践中探索，找到曲张静脉血流的方向，在"入口"处注射组织黏合剂栓塞，提高疗效。

（二）寻找量化指标

目前我们采用内镜下注射组织黏合剂栓塞法治疗胃静脉曲张，主射组织黏合剂所需要的量还只是依据肉眼直视或内镜超声粗略估计，有时所用量只能栓塞曲张静脉的一部分。而对于胃底静脉曲张呈瘤样或结节样的血管，易在排胶时或近期出现再出血，影响疗效。

术前若采用双平面超声微探头扫描仪（7MHz、12MHz）行内镜超声检查，运用立体成像软件可精确地计算出胃曲张静脉的体积，这样便找到了一个量化的指标，可量化注射组织黏合剂的需要量，达到一次性注射即完全栓塞曲张的静脉，从而提高疗效，减少再出血率，缩短疗程。具体的量化关系需要进一步研究探索。

要注意，若患者为急性活动性出血，操作起来费时，有一定的难度，需权衡。

（三）发展新型组织黏合剂

1998 年 Kulling 等首先应用一种新型的组织胶 p-ClcNAe（美国丹佛海洋多聚体技术公司生产的

一种多糖多聚体）代替传统的组织胶，在动物实验中证实这种物质注入血管后立即引起血栓形成，阻断血流，并逐渐被身体吸收，代之以纤维组织，形成稳固的血管闭塞而无排胶反应，该研究还需进一步深入以确定是否可在临床应用代替组织胶，但这种没有排胶反应的新型组织胶无疑具有很好的应用前景。这种多糖多聚体可能减少免疫排斥反应和"排胶"时所致的出血现象。

（四）能否寻找更好推送剂

超液态碘化油做推送剂，目前基本能完成注射操作，但它是一把双刃剑，优点是能够造影检查跟踪观察栓塞情况，判断是否已"排胶"。但缺点也很明显，易引起异位栓塞，且推送较费力、困难，还有患者有过敏现象不能使用。50％高渗糖液可克服上述缺点，但不能在术中、术后跟踪观察组织黏合剂是否注入曲张静脉内，因此能否寻找到一种更好的能兼具上述优点的推送剂，更好地应用此技术，也需不断探索实践。

（五）预测出血、预防治疗

我们知道，出现胃静脉曲张的患者只有20％会破裂出血，而研究发现胃静脉曲张的患者往往存在胃-肾分流，压力并不是很高，所以大多数患者不会出现破裂出血。因此，怎样预测哪些胃静脉曲张的患者会出血，并提前行注射组织黏合剂栓塞术针对性预防治疗，是一个值得研究的课题。

如果在术前、术后能测量肝静脉压力梯，探讨其变化量及两者之间的关系，能为预防（再）出血提供理论依据。

以上问题相互交叉、相辅相成，需要我们做进一步深入研究，不断从理论上和实践上完善此技术。

总之，内镜下注射组织黏合剂栓塞术治疗胃静脉曲张，不仅可控制急性活动性出血，还可使曲张静脉消失，减少再出血，目前被认为是治疗胃静脉曲张出血首选的一种有效、微创、安全、经济的内镜治疗方法。

第四章 内镜激光治疗

第一节 食管静脉曲张激光治疗的设想由来

早在 1939 年 Crafood 和 Frenchner 就开始了内镜下食管曲张静脉的硬化治疗（endoscopic variceal sclerotherapy，EVS），由于当时条件的限制，未能得到广泛应用，直到 1973 年纤维内镜的发展，EVS 在食管曲张静脉破裂出血的治疗中才得到普遍应用。大剂量的硬化剂注入曲张静脉血管内，引起强烈的血管炎症，血管内膜肥厚，继而血管内血栓形成，使曲张静脉闭塞，起到荒废曲张静脉的作用。在曲张静脉周围注射硬化剂则是通过无菌性炎症，刺激食管黏膜下组织，引起组织纤维化，结缔组织增生，黏膜增厚，压迫曲张静脉使其变细。硬化治疗的主要作用是：增厚静脉管壁，促进静脉内血栓形成，静脉周围黏膜凝固坏死形成纤维化，增强静脉表面的覆盖层防止破裂出血。于 1986 年 Stiegmann 又首次报告了治疗食管静脉曲张的另一新技术——内镜下食管曲张静脉套扎术（endoscopic variceal ligation，EVL）。在 Stiegmann 的实验中显示，在 EVL 治疗部位的食管肌层完整，黏膜和黏膜下层有局部缺血、坏死。在结扎后 1~4 天内有急性炎症反应，肉芽组织增生及坏死组织脱落，形成浅表性溃疡，并逐渐被成熟的瘢痕组织取代，血管消失 Marks 等在尸检研究中也证明了 EVL 后引起局部炎症和瘢痕形成，深度局限于食管壁的黏膜和黏膜下层，在治疗部位及附近静脉腔内有血栓形成。EVL 的作用机制是将曲张静脉靠机械作用，用橡皮圈套扎住食管曲张静脉，起到暂时消除曲张静脉的作用。被套扎曲张血管发生无菌性坏死、脱落，局部形成浅表溃疡，再经瘢痕组织修复，以达到长期消除曲张静脉的目的。曲张静脉栓塞开始为机械性所致，后为血栓机化与周围瘢痕形成。由于 EVL 操作简单、治疗效果好，得到了广泛的应用，与 EVS 相比较，在预防出血方面的治疗更有效，闭塞曲张静脉更快，需要连续治疗的次数、并发症更少。不会产生跨壁炎症，不会导致纵隔和胸腔的并发症。EVL 治疗食管静脉曲张出血大大地降低了患者的死亡率，但因食管局部反复套扎后，瘢痕化明显，再抽吸套扎困难，残余较小曲张静脉难以达到完全根治。据报道 EVL 治疗后 I 度静脉曲张残留率达 76%。食管下段曲张静脉经过治疗变小或根治消失后，随着肝硬化的继续发展，门静脉压力进一步升高，食管曲张静脉会再发或增大。静脉增大，壁变薄，其再出血的危险性大大增加。1993 年 Hashizume 提出了 EVL+EVS 的治疗方法，即 EVL 治疗后再加用小剂量的硬化剂治疗。有人对该治疗方法进行了深入研究并对食管静脉曲张套扎治疗加低剂量的硬化剂与单纯套扎治疗进行大规模的随机对照研究，其结果尚颇有争议，EVL 加 EVS 的治疗效果并未取得一致结果。Cipelletta 等于 2002 年提出了促使食管下段黏膜纤维化可以防止食管静脉曲张复发，预防再出血的观点。他们认为食管下段黏膜纤维化可以抑制食管下段黏膜表面的毛细血管增生，阻止深层穿静脉向黏膜发展和侵犯，从而可以阻止食管下段曲张静脉的复发。他们采用氩离子凝固（argon plasma coagulation，APC）法，对食管静脉曲张患者套扎后进行黏膜纤维化治疗，其结果令人满意，目前还有利用电凝、微波等使黏膜纤维化的方法，但还缺乏实际操作性。本中心对食管静脉曲张经过10余年的潜心研究和套扎治疗，深感食管曲张静脉治疗后复发和再出血问题给治疗带来的困扰。激光的光能经光纤传出后作用于黏膜组织产生热效应，可以使局部变性，黏膜纤维化。在此基础上我们开展了食管曲张静脉的激光治疗。

第二节 食管静脉曲张激光治疗前期实验研究

为了开展激光治疗的临床研究，开展临床前的实验研究是必须的，首先建立食管静脉曲张动物模型，在离体标本实验中获得初步数据后开展动物实验研究，其过程简要介绍如下。

一、犬食管静脉曲张模型的制备

肝硬化门脉高压症食管静脉曲张破裂出血发病率高，对生命威胁大。各种新的治疗方法层出不穷，但各种治疗方法在应用之前都必须通过实验研究，确定安全有效后才能应用于临床。在近年的研究中发现，食管黏膜的纤维化可以阻止食管表面毛细血管的增生，阻止穿静脉向食管黏膜侵犯。应用激光对食管静脉曲张进行治疗有望取得满意结果，因此制备大动物食管静脉曲张的动物模型开展实验研究非常重要。1983年，Jensen等首先在狗身上完成了食管静脉曲张动物模型的制备。根据他前期实验的结果得知，在大动物食管静脉曲张的模型中，杂种狗模型是最经济实用的，故成为首选；家猪难以形成稳定的食管静脉曲张模型，采用肝下下腔静脉与门静脉主干侧-侧吻合，吻合口近心端肝下下腔静脉双重结扎，门静脉主干吻合口上方放置琼脂环，琼脂环吸收水分后逐渐膨胀，压迫门静脉并使其逐渐闭塞，使门静脉入肝血流被完全阻断，门-体侧支循环通路开放、曲张，形成高流量、高阻力门脉高压症食管静脉曲张动物模型，Child报告门静脉侧支循环10天开始逐渐开放、曲张、形成高流量、高阻力门脉高压症且可能闭塞不完全。我们在Jensen制作犬食管静脉曲张模型的基础上加以改进，在行门静脉肝下下腔静脉侧-侧吻合完成后，于吻合口上方双重结扎肝下下腔静脉，胃左静脉入口平面上方采用丝线部分结扎或部分缝扎门静脉主干，再绕线留置，两周后再收紧扎闭入肝门静脉主干，这样就可以用更简单、更经济的方法分两步完成高流量、高阻力门脉高压症食管静脉曲张动物模型。

手术时取上腹部横弧形切口。显露好手术野，暴露出门静脉主干和肝下下腔静脉，并经胃网膜血管插入导管，用有创测压仪直接测量门静脉系统压力。取小块肝组织送活检，再游离出门静脉主干和肝下下腔静脉足够长，上达肝脏下缘，下达右肾静脉平面，用血管镊将下腔静脉和门静脉主干拟行吻合处前壁较轻向上提起，用Satinsky钳将两血管靠拢并部分夹闭以利吻合。于两血管前壁分别剪开1.5~2.0cm大小的开口，用5-0无损伤血管线门静脉与下腔静脉侧-侧吻合。吻合完成后松开Satinsky钳，检查有无渗血，有渗血则用热盐水垫压迫止血。

再用7号丝线于吻合口上方将肝下下腔静脉双重结扎，使下腔静脉系统血流完全转流入门静脉系统。再在肝门处胃左静脉汇入门静脉平面以上将门静脉主干用丝线部分结扎或缝扎，使其口径缩小至原来的1/3~1/2。然后用7号丝线于该部结扎处环绕门静脉主干一周，两端穿出腹壁，并用1cm长的硅胶导尿管埋于皮下，以备术后两周收紧该线时容易寻找。两周后挑开皮肤，找到皮下埋线两端，收紧丝线并打结固定，使门静脉完全闭塞。

术后B超检查肝脏情况，吻合口通畅情况，门静脉血流及口径测量和脾脏厚度的测量，胃镜检查食管静脉曲张形成情况、门脉高压性胃病、胃底静脉曲张、胃溃疡等。超声胃镜采用微导管超声检查食管黏膜下及食管周围、食管旁静脉。术后静脉造影，利用Seldinger技术、经股静脉穿刺插入猪尾导管于门腔静脉吻合处，用高压注射泛影葡胺造影剂，血管显影像观察。生化指标及病理切片观察静脉血，测血常规、肝功能、肾功能，取肝组织做切片观察。

造模犬术后精神食欲较术前减弱，营养欠佳，体重减低。毛发枯黄蓬乱，毛发脱落明显，尤以双后肢、臀部及腹壁下半部明显，脱落较多处仅见稀疏绒毛，没有腹水。术中门静脉压力升高，静脉造影可见造影剂经结扎处进入右心房。入肝门静脉完全闭塞，吻合口通畅，门静脉主干几个分支显影良好，可见造影剂经脾静脉、胃左静脉进入食管静脉，并可见食管曲张静脉形成。

B超检查术后肝脏大小形态较术前无明显变化，脾脏难以测量比较。部分可见胃冠状静脉，血流反向。没有一例有腹水。门静脉主干完全闭塞，门静脉内径增粗，血流速度增快，流量增加。脾脏明显增大并且有脾亢的表现，血小板明显减少。

胃镜检查观察食管内曲张静脉形成，8周时曲张静脉大小稳定，没有门脉高压性胃病、出血、溃疡表现。胃镜微探头超声见食管壁黏膜层增厚，食管旁静脉，黏膜下静脉增粗、曲张。

腹壁静脉曲张，有的呈网格状，有的曲张成团，粗细不一，最粗的呈团块状，其直径0.3～0.6cm不等。

术后血常规、肝功能、肾功能无明显变化，肝脏大小正常光滑，表面可见散在黄色脂肪沉积，胃网膜血管扩张迂曲，脾脏大小变化不明显。

肝脏病理学改变，肝脏外观颜色稍变黄，表面光滑，大小形态与术前变化不明显。标本切片检查，肝脏结构正常，门静脉属支和肝窦不扩张，肝细胞变大，大部分有脂肪变性，脂肪变性细胞位于远离汇管区肝小叶边缘，肝小叶交界处较集中。

二、离体标本激光照射与ICG作用机制

半导体激光在眼科治疗视网膜血管增生方面已早有应用，并且应用光敏剂后其治疗效果有明显的改观。应用激光仪开展食管静脉曲张的治疗尚缺乏肯定的实验依据，在应用于动物实验之前，必须完成离体标本的实验研究，获得可靠的实验数据，在实验的基础上寻找理论依据。在离体激光治疗实验中，应用光敏剂靛氰绿（indicyanine green，ICG）加强治疗效果，并进一步探索光敏剂的作用机制。

D15半导体激光治疗仪，由英国Diomed公司生产，输出最大功率为15W，输出激光波长为810nm；选用600μm石英光纤。

光敏剂ICG（由日本株式会社生产），分子量775，最大吸收峰800nm，分子式为$C_{43}H_{47}N_2O_6Na$。

猪新鲜食管数条，取食管远段（近胃端），长15cm左右，并纵行剖开铺平，用生理盐水冲洗干净，37℃水温箱中暂时保存备用。

确定激光照射的功率：根据预实验结果，激光照射食管黏膜表面时，随着照射时间的延长和能量增加，依次呈现以下几种肉眼改变：①黏膜失去光泽；②黏膜皱缩；③黏膜泛白变性；④黏膜干燥变黄；⑤黏膜碳化变黑。照射时将食管标本铺平，黏膜面朝上并固定四角。光纤连接好激光治疗

仪，前端固定，保持光纤尖端与照射食管黏膜垂直。尖端距黏膜表面1cm，指示光斑呈圆形，其直径0.8cm。为了寻找治疗所需的最佳功率，我们使用不同功率照射食管黏膜，选用的功率分别为5W、6W、7W、8W、9W、10W、11W、12W、13W、14W、15W，每种选定功率重复照射5次，观察它们发生上述五种肉眼变化所需的时间，计算发生以上几种变化的平均时间。

在治疗中只有黏膜变白最有意义，因为黏膜变白标志着蛋白质开始变性，失去活力。蛋白变性后就会坏死，在活体上局部产生炎症反应，炎性细胞浸润，逐渐出现纤维化，如果干燥碳化，则组织马上松解脱落，有可能导致急性出血，局部形成溃疡缺损，严重者可导致脏器穿孔，危及生命，难以形成黏膜纤维化的治疗效果，从而在活体内达不到黏膜瘢痕化，也就不能产生压迫大血管使其缩小同时抑制毛细血管增生、阻止穿静脉内侵的治疗效果。所以，我们必须找到激光使黏膜变白所需的最佳功率。

激光治疗所消耗的能量 $E=P\times T$，E 最大时发挥的效能最大。由于计算复杂暂且不求曲线方程，根据数学微积分知识，曲线变化最平稳处 E 值最大，该点对应的功率 P 的范围大致为 7~13W。由此得知激光治疗的最佳值为 7~13W，为方便及安全考虑，取值 10W 进行实验。

由以上数据及功率与时间曲线关系可以看出，当照射激光功率很小时，无论照射时间有多长都不会使黏膜产生任何反应。当设定激光功率较大时，表面会很快产生效应，能量越大产生反应越快。这种黏膜变性是受激光热效应的作用，由于空气流动、水分蒸发等原因，黏膜表面本身具有散热特性。当激光在黏膜局部热量累积速度小于散失速度时，无论时间多长都不会产生效应。但当能量过大时，热量短时间在局部作用，产生碳化效应，所以选择适当的功率实验非常必要。

观察ICG在激光治疗中的作用：设定激光功率10W，观察黏膜下注射光敏剂ICG后激光照射效果的变化，分两组，一组黏膜下注射光敏剂ICG溶液，另一组黏膜下注射生理盐水作为对照，用激光垂直黏膜照射，光纤头端距黏膜表面1cm，指示光斑直径0.8cm。

ICG在水中的吸光能力与浓度有关，但并非直线关系。

ICG在可见光区域几乎不吸收光能，配制ICG浓度为1mg/mL（1290μmol/L）。黏膜下每点注射ICG溶液0.5mL。照射时光纤和食管标本的摆放与前相同，设定激光治疗仪功率为10W。设定照射时间分别为5秒、10秒、15秒、20秒、25秒、30秒、35秒、40秒、45秒、50秒。重复照射5次，记录每次照射后黏膜变性范围直径。对照组黏膜下注射0.5mL生理盐水，设定照射时间和重复次数同第一组。比较两组平均值大小。

将所得实验数据绘制成散点图曲线，对照组（黏膜下注射生理盐水组）：实验发现当黏膜受激光照射开始出现黏膜变性的白点后，在短时间内迅速扩大，当达到指示光斑大小（8mm）时表面开始碳化，继续照射时损伤面积不再增大。黏膜下注射ICG组（实验组）：激光照射时黏膜变性更快，以较对照组更快的速度斑块面积增大，当直径达10mm时表面开始碳化，此时斑块扩大速度减慢，直径达12mm时达最大，继续照射斑块几乎不再增大。

揭开表面黏膜，检查食管肌层，发现对照组（注射生理盐水组），随着食管黏膜变性范围的增大，其损伤深度增加，当变性范围达到5mm时，肌层开始出现泛白斑块，而且随着时间变化加大加深。而注射光敏剂组则肌层未出现肌层损伤白斑，只出现黏膜层的变性斑块增大和碳化。

激光是一种通过受激辐射产生并通过放入增强后形成的一种高能单色光线。激光能量集中、方向性、单色性好，可以通过光纤传输。激光对生物体的作用主要有热、光、机械压力和电磁场4种效应。激光照射至组织后其效应随着能量大小的变化发生变化，能量增大可引起组织温度不同程度的升高，呈现不同的组织反应。37～60℃仅为温热作用；60～65℃时出现凝固作用，外观变白；65～90℃时蛋白变性，组织外观为灰白色；90～100℃时组织干燥，外观皱缩；100～250℃时组织碳化或挥发，外观变黑或崩解。在实验中发现组织被激光照射后，其黏膜表面效应随能量的增大而发生改变。当功率较小时，组织不起反应，无论照射多长时间，黏膜表面不会发生任何反应。这是由于激光照射组织时组织表面聚的热量与散失的热量基本相当或其在组织表面累积的热量不足以产生任何组织效应。当设置功率过大时，组织表面猛增的热量足以使组织碳化挥发，功率越大碳化越迅速激烈。激光功率设置过大和过小在实验研究和临床治疗中都没有实际意义。使组织泛白（蛋白变性）是激光治疗的理想效应，根据我们实验中得出的效应曲线，只有曲线中间部分变化平缓才能真正用于实验和临床，所以功率7～13W是实验选择的最佳功率。为实验安全和方便，治疗时我们选择10W作为我们研究的激光设定功率。

应用光敏剂可以大大加强治疗效果。在光化学反应中有一类分子，它们只吸收光子并能将能量传递给那些不能吸收光子的分子，促使光化学反应加强，而本身不参与光化学反应，并能恢复到原先的状态，这类效应物资被称为光敏剂。通常人们把有氧分子参与伴随生物效应的光敏反应称为光动力效应，把可引发光动力反应、破坏细胞结构的药物称为光动力药物，光动力治疗中，光敏药物必须由特定波长的光激活，才能引发光动力效应，光动力疗法的作用基础是光动力效应，这是一种有氧分子参与伴随生物效应的光敏化反应，其过程是，特定波长的激光照射使组织吸收后，光敏剂受到激发，而激发态的光敏剂又把能量传递给周围的氧，生成活性很强的单态氧（或氧自由基）并和相邻的生物大分子发生氧化反应，产生细胞毒性作用从而导致细胞受损以致死亡。在离体标本实验中，主要是利用光敏剂吸收和传递热能的作用。

光敏剂种类很多，早期使用的染料光敏剂是某些染料，如亚甲蓝等。用于光敏疗法的光敏剂应对机体安全无毒，正常组织很少吸收并可迅速排出体外。亚甲蓝呈蓝黑色，是红光的互补色，可以吸收红外激光，其吸收峰660nm。早期亚甲蓝用于细菌染色和氧化还原反应的指示剂，也能被激光激活，产生活性氧（氧自由基），使蛋白质的氨基酸根交联，从而使蛋白质交联失活。在实验中我们也曾将亚甲蓝作为光敏剂，具有较好的效果。

但由于ICG吸收峰800nm更接近半导体激光仪发出激光的波长810nm，因而ICG吸光性更好，所以还是选定ICG作为首选光敏剂。

ICG是一种墨绿色染料，对人体无毒、无任何副作用。因为易被肝脏分解排除，早期常用于肝功能诊断试验。由于被激光照射后能发挥特殊效应，近年来作为光敏剂被广泛用于肿瘤激光治疗。

在激光治疗的离体标本中黏膜下注射ICG，可以发挥以下两种作用：①吸收激光能量，加强激光照射局部产生的热作用；②对深部组织具有遮光保护作用。由于810nm红色激光波长较长，具有较强的组织穿透作用，随着照射时间的延长，其损伤深度增加，在食管离体标本照射实验中，明显可见黏膜下肌层损伤变性。在黏膜纤维化的治疗中需要扩大黏膜纤维化的范围，而不损伤深部组织。如果黏膜下注射ICG，就可以使黏膜变性面积增大，而且黏膜下肌层不受损伤而得到保护。光敏剂在活体组织中激光治疗后除照射治疗时的热效应外，还可能会在停止治疗后产生后续炎症效应。该实验显示，食管静脉曲张在进行激光治疗时，黏膜下注射光敏剂是比较安全的。选择适当的功率进行治疗，可以导致局部黏膜变性，产生炎症反应，局部瘢痕增生纤维化，不会导致食管穿孔等并发症。但对食管静脉曲张是否有治疗作用还不得而知，因此为深入全面研究ICG黏膜下注射后激光治疗的变化还需在活体动物模型上研究。

三、犬食管静脉曲张激光治疗

在离体标本的激光照射实验中，应用810nm波长的半导体激光治疗仪对离体标本进行了照射实验，初步确定了半导体激光照射的功率，了解了照射能量与组织学变化及变性范围的关系，并从实验中了解了应用光敏剂ICG溶液黏膜下注射在激光照射处理中的作用效果。不但可以缩短照射时间、增大照射治疗浅表黏膜的变性面积，还可对黏膜下深层组织进行保护，使其免受损害。在活体食管的激光治疗中，食管黏膜下注射光敏剂可以保护黏膜下组织免受损伤，从而可以避免食管壁穿孔等严重并发症。在我们前面所做的离体标本实验中，仅仅研究的是激光照射治疗的热损伤效应，注射光敏剂后其作用不仅是增强激光治疗的热损伤效应，它还可以被激光照射后产生强氧化性的单态氧即氧自由基，氧自由基可以与周围的细胞发生氧化作用而对周围细胞造成损害，出现后续的炎症反应，导致食管黏膜的一系列改变。所以还需进行活体动物实验观察激光治疗的一系列变化。在胃镜下开展激光治疗实验，观察其各个时期病理变化并评估其安全性。

食管静脉曲张模型动物完成常规胃、十二指肠检查，了解食管静脉曲张情况，再将胃镜退回食管于食管下段5cm范围内，经胃镜活检孔插入内镜穿刺针（NM-1K，Olympus）。在食管曲张静脉旁位置，将穿刺针刺入黏膜下，空针回抽穿刺针，无回血后将新配制好的ICG溶液（用生理盐水配制成1mg/mL）注入黏膜下，直至局部黏膜微微隆起、局部黏膜颜色变绿，注入ICG溶液量1mL。在曲张静脉旁更换位置，多点注射，食管下段曲张静脉旁黏膜呈大片状染色。

激光治疗Diomed15激光治疗仪连接好电源、脚踏开关、软件狗后，接上600μm石英光纤，设置功率为10W，采用连续出光模式，指示光强度调整为1。将石英光纤经活检孔插入，前端超出胃镜头端2~3cm，距黏膜表面1cm左右。对准黏膜下已注射光敏剂的部位照射，较小血管可以对着血管直接照射，直至局部变性、变白，再更换照射位置，使注射光敏剂区域黏膜呈大片变性改变。检查治疗部位无活动性出血后，取出光纤、拔出胃镜结束手术。

动物内镜处置后，可照常规进食。治疗后4周体重与治疗前比较变化不明显。治疗后精神状况良好，两组均无呕血、黑便。

胃镜下观察，术后第1周，治疗组食管下段原轻度曲张静脉完全消失，激光照射部位均可见明显充血水肿，形成浅表溃疡。第2周开始，局部炎症明显好转，但仍有溃疡，周边糜烂。第3周溃疡变浅，水肿消退。第4周溃疡基本消退，黏膜局部形成纤维瘢痕。胃内未见溃疡、门脉高压胃病，胃底未见静脉曲张。

光镜下病理改变，术后第1周病检切片，可见局部明显充血，毛细血管扩张，细胞水肿，黏膜表面部分坏死。术后第4周黏膜表面纤维化改变，黏膜下小血管血栓形成，肌层未见明显改变。

我们发现用一定能量的激光照射离体标本，可以使局部变性坏死，这是激光治疗的热作用所致。黏膜下注射光敏剂ICG后，沿光敏剂分布的热损伤范围扩大，且对深部组织还起到了一种"遮光"

的保护作用，阻止了激光的穿透损伤。这种损伤所致的蛋白变性，分界比较清楚，炎症反应不会很剧烈。在本激光治疗实验中，激光治疗后炎症反应较重，边界不清。这可能是由于激光治疗过程中机体黏膜不仅产生物理损伤，还由于激光照射光敏剂，使光敏剂产生大量氧自由基，对周围细胞产生化学性损伤，从而引起严重水肿，以致于周边小血管产生损伤作用，促使血栓形成。内镜下观察黏膜表面明显充血水肿，以致于坏死脱落形成浅表溃疡。经炎症反应后，局部纤维组织增生瘢痕化，局部得到修复。小血管损伤，血管内血栓形成，又加上照射组织的纤维化，压迫血管，促成血管的闭塞。因而，激光加光敏剂治疗具有很好的黏膜纤维化和血管的闭塞作用。在本实验中，无论是食管黏膜下光敏剂注射的对照组，还是食管黏膜下注射光敏剂加激光照射处理的实验组，都没有出现消化道出血、食管狭窄、吞咽困难等严重并发症，从本实验结果可知此项治疗还具有较好的安全性。基于以上依据，激光加光敏剂治疗有望在食管静脉曲张的根治和预防复发再出血方面取得良好的效果。

这些实验结果显示，激光对于治疗人类食管静脉曲张具有积极意义。但人类食管静脉曲张大部分是肝硬化发展的结果，病史长，而且肝功能严重受影响。食管静脉曲张受多因素作用，其对人类食管静脉曲张的治疗作用及预防静脉曲张复发的作用还不清楚。因此，还需进行食管静脉曲张的激光治疗临床研究，了解其对曲张静脉根治性效果和曲张静脉复发的预防作用。

第三节　套扎结合激光治疗根治食管静脉曲张的有效性和安全性

开展食管静脉曲张在内镜套扎治疗基础上加激光治疗，对食管静脉曲张根治效果的有效性和安全性进行研究。在前面的实验中，我们已完成了离体标本和在体动物实验的激光加光敏剂的治疗研究，得知激光治疗加用光敏剂后可以使组织变性加强，产生炎症反应，局部纤维化，并可使黏膜下血管血栓形成而闭塞，对黏膜下组织具有保护作用，不会产生行管穿孔等并发症。因而此方法治疗可以认为是安全有效的。但患者病情复杂，患者食管静脉曲张的激光治疗的价值还有待临床试验进行综合评估。

患者经多次套扎治疗后，残留少量轻度食管曲张静脉。用生理盐水配制好 ICG 溶液，浓度 1mg/mL。连接好激光治疗仪，并设置输出功率为 10W，采用连续输出模式，指示光强度调至 1。将内镜插入，行食管、胃、十二指肠常规检查。明确食管静脉曲张符合治疗条件后，将内镜退回食管，将内镜穿刺针经活检孔插入，伸入食管内，于食管下段 5cm 范围。将内镜穿刺针经内镜活检孔插入，于食管残留曲张静脉旁将穿刺针刺入黏膜下，回抽穿刺针，无回血后注入适量光敏剂，使局部黏膜稍隆起，表面染色呈绿色，每处注入的量 2～3mL，于残留曲张静脉旁多点注射，间隔 1～2cm，直至残留曲张静脉旁大片染色。

食管下段黏膜下注射光敏剂满意后（每例患者注射光敏剂 ICG 的量 8～15mL），退出穿刺针。将石英光纤经活检孔插入，头端超出内镜前端 2～3cm，离黏膜表面 1cm，对准注射光敏剂处黏膜照射，直至黏膜变白，再更换照射部位，直至食管下段曲张静脉两侧大范围变白为止。检查无活动出血后退出光纤和内镜。

激光治疗后第一天可进流质饮食，没有哽噎不适、呕血、黑便，精神状况良好，无肝性脑病、腹水等并发症。术后患者均无胸骨后疼痛不适，两周后胃镜复查食管曲张静脉完全消失，局部轻度肿胀，部分有浅小溃疡，胃内未见静脉曲张。

食管静脉曲张引起的上消化道大出血是门脉高压症的主要死亡原因之一。近年来，临床资料表明，EVL不仅能有效地治疗和预防食管静脉曲张出血，而且与硬化剂及药物治疗相比，再出血率和死亡率明显降低且其并发症少，但其套扎治疗后，轻度静脉曲张的残留率较高（占70%），这些残留的静脉曲张尽管近期不会导致出血，但随着病情的发展，门脉压力的升高，这些小曲张静脉会增大甚至破裂再出血。这也可能是套扎治疗后出血率高的原因，食管下段反复套扎，局部瘢痕化，黏膜变硬，套扎时抽吸困难，有时勉强套扎，由于吸入不充分，套扎橡皮圈结扎不牢靠，术后脱落导致套扎部位大出血，在本组实验中单纯套扎组虽然没有术后消化道大出血患者，但在平时治疗和文献报道中并不少见。由于激光治疗局部变性，残留曲张静脉栓塞，因而术后不存在出血的危险。本组激光治疗患者中无一例术后呕血患者或黑便患者。

套扎治疗也难以形成密集结扎区，因而黏膜纤维化并非成片均匀而是形成所谓的"岛状纤维化斑块"，有些治疗点间区域血管会增大，再因套扎治疗也不能使穿静脉和供血静脉形成血栓，也是静脉曲张复发的另一原因。我们应用激光并黏膜下注射光敏剂进行治疗可以很好地弥补套扎治疗的不足。在前面的动物实验中得知，黏膜下注射光敏剂可以使红外激光穿透黏膜后的能量集中起来，直接破坏黏膜及其周围的小血管，能保护好黏膜下层的组织，这是充分利用激光热效应的最佳途径。光敏剂能被激光照射后产生大量的氧自由基，破坏周围的组织细胞，使其产生炎症水肿，肉芽组织增生，局部纤维化范围扩大，同时也能使局部血管壁受到破坏，内部血栓形成，血管闭塞又加上血管周围纤维组织的压迫，闭塞血管缩小以致消失。在本研究中，套扎治疗后残留的轻度曲张静脉旁黏膜下注射光敏剂后，进行激光治疗，两周后内镜复查，残留的曲张静脉完全消失。局部被瘢痕组织代替。而继续套扎组患者完全根治率并不高，部分患者仍有小的曲张静脉残留。反复套扎患者治疗后疼痛加重，这可能是由于内镜套扎过程中完全借助机械力量将部分瘢痕化的黏膜套扎起来，牵扯神经末梢引起疼痛，而且随着内镜套扎次数的增加疼痛会加重，套扎后胶圈脱落的机会也可能会增加，因而术后出血的可能性也较大。内镜套扎治疗后食管有可能形成深溃疡，长期不愈合，也是造成出血的原因。激光治疗后局部神经末梢由于热效应而被破坏，因而术后并不感觉到疼痛，血管闭塞时间较快，术后出血的可能性也较小，所以在治疗的患者中没有一例术后出血，术后没有疼痛等并发症，饮食恢复较快。因而激光加黏膜下注射光敏剂治疗食管残留曲张静脉是安全有效的。本中心应用激光进行食管曲张静脉根治治疗已6年时间，从长期临床观察和随访结果来看，套扎结合激光治疗根治食管静脉曲张疗效令人满意，食管曲张静脉根治率高于单纯食管曲张静脉套扎治疗。

第四节 激光诱导食管黏膜纤维化预防食管静脉曲张复发

食管静脉曲张破裂出血的首选治疗手段是食管静脉曲张的内镜套扎治疗。大量的研究发现，内镜套扎治疗后复发率和再出血率较高。尽管反复套扎或套扎与其他方法结合可以提高食管曲张静脉的根治率，但食管曲张静脉的复发不光与曲张静脉是否完全根治有关。食管曲张静脉根治之后，局部毛细血管增生，穿静脉向食管黏膜继续发展及食管远端供血静脉向上发展等都可导致静脉曲张的复发，复发的曲张静脉增大迂曲可以再次破裂出血。近年来多项研究表明，食管黏膜的纤维化可以阻止食管曲张静脉的复发。目前可以导致食管黏膜纤维化的治疗方法有很多种，如高频电凝、氩离子凝固治疗及黏膜下注射硬化剂治疗等方法。黏膜纤维化治疗后，使食管下段黏膜广泛硬化，抑制毛细血管的增生，阻止穿静脉向内生长，从而阻止了食管静脉曲张的复发。早期应用大剂量硬化剂注射虽然可以使食管小范围纤维化，但由于硬化剂产生跨食管壁的损伤，可以引起食管穿孔、胸腔积液、静脉异位栓塞等严重并发症，又加上操作复杂，因而不能临床应用。有人在内镜套扎治疗的同时应用小剂量的硬化剂进行治疗，但其治疗效果并不比单纯套扎治疗效果好。最近 Cipelletta 等采用氩离子凝固方法处理食管下段黏膜，使食管下段黏膜表面形成浅层纤维化层，据报道，该方法具有较好的预防复发作用。在前面的实验中，学者应用激光加光敏剂治疗可以加强根除套扎治疗后的残留曲张静脉，并使局部纤维化，是一种安全有效的方法。在本研究中，采用激光加光敏剂的方法处理食管下段黏膜，使套扎治疗根治后的食管下段黏膜广泛纤维化，观察其预防复发的治疗效果。

病例入选标准：肝硬化食管静脉曲张患者，经多次内镜套扎治疗后，食管曲张静脉消失；食管无溃疡，无食管下段狭窄、无胃静脉曲张、无胃溃疡及十二指肠溃疡；无肝癌、无门静脉栓塞、无顽固性腹水、无肝性脑病、无心脑血管疾病；不能耐受手术者排除在外。因食管曲张静脉破裂出血或曲张静脉有出血风险而行多次内镜套扎治疗。最后一次套扎两周后复查。

根治标准定义为：食管下段曲张静脉完全消失。曲张静脉治疗后复发判定标准：复发曲张静脉达轻度以上标准，并有红斑症或复发曲张静脉出血导致的呕血或黑便。复发曲张静脉大小按刘浔阳主编《食管胃静脉曲张内镜治疗》标准分为轻、中、重度。轻度为曲张静脉直径<3mm，局限于食管下段，呈蛇形扩张；中度为曲张静脉直径 3～6mm，范围不超过食管中段扭曲的结节状隆起；重度为曲张静脉直径>6mm，范围延伸至食管上段，呈明显的结节状隆起，以致阻塞部分食管腔。

按无痛胃镜检查法，术前晚上进流质饮食，当天早晨禁食。术前左侧卧位，头部稍抬高。接心电监护仪监测血压、脉搏及氧饱和度。鼻导管吸氧。口咽部喷洒利多卡因 2mL，牙齿口套保护。连接好激光治疗仪，设置输出功率为 10W，采用连续输出模式，指示光强度调整为 1。静脉注射咪达唑仑 4mg，推注异丙酚至患者意识丧失，并维持。插入胃镜检查，食管、胃及十二指肠常规检查。

完成胃十二指肠常规检查后，将胃镜退回到食管下段 5cm 位置，经活检孔插入 NK-1K 内镜穿刺针，将针刺入黏膜下，用空注射器回抽，无回血再注入事先配制好的 ICG 溶液，浓度为 1mg/mL。直至注射局部黏膜微微隆起，表面呈绿色，量 2～3mL。再更换位置注射，直至食管下段 5cm 范围，全周黏膜下广泛注射光敏剂，使食管下段全周黏膜呈绿色。观察食管下段，注射光敏剂满意后拔出 NK-1K 穿刺针，每例患者注射光敏剂溶液的量为 15～20mL。

将 600nm 光纤经活检孔插入，进入食管其前端超出胃镜前端 2～3cm，对准食管下段黏膜照射直至局部发白变性，再更换位置照射，直至食管下段四周注射光敏剂的食管黏膜大片变性发白为止。检查无活动性出血后，拔出石英光纤和胃镜。患者苏醒后送回病房观察。

激光治疗后 2 小时，患者即可进冷流质饮食，以后逐渐过渡到正常饮食。患者无胸骨后疼痛不适，无吞咽哽噎感、无发热、无呕血、无黑便。激光治疗后第一个月复查胃镜检查，无食管下段溃疡及食管下段狭窄。食管下段已形成大片纤维组织，未见食管曲张静脉复发。胃底未见曲张静脉形成。

激光治疗后，每隔3个月内镜复查1次，食管下段均未发现曲张静脉复发，未见胃底曲张静脉形成。本项目组已从事和追踪观察治疗患者6年，累计治疗患者超过300例，疗效令人满意，累计复发率<10%。

食管静脉曲张的内镜治疗主要有两种，即内镜下食管曲张静脉的硬化治疗和内镜下食管曲张静脉的套扎治疗。在早期食管曲张静脉的硬化治疗取得了较好的治疗效果，其有效的止血率和微创技术令人鼓舞，但其严重的、多发的并发症和操作上的困难使该技术的普及受到了限制。Stiegmann等首先在临床上开展了食管曲张静脉的套扎治疗，由于其安全、有效、操作简单很快被人们所接受，而且成为当今世界替代内镜下硬化剂治疗的首选方法。然而，这种简单有效的治疗方法存在着曲张静脉容易复发的缺点。本中心已开展门脉高压食管静脉曲张的内镜套扎治疗10余年，累计治疗病例2000余例，从大量的治疗病例研究中发现，随着病情的进展，门脉高压加重肝功能变差，食管静脉曲张根治后易复发。这种曲张静脉的复发显然增加了再出血的危险性。在多因素分析中发现，曲张静脉的复发是一个再发出血的独立预告因子。即使再发出血与曲张静脉复发关系不密切，它也是一个曲张静脉复发患者再出血的证据。因为内镜下曲张静脉套扎治疗，并不会使黏膜供血静脉血栓形成，这就是套扎治疗后食管下段毛细血管增生和穿静脉向黏膜浸润的原因。毛细血管增生和穿静脉的浸润结果使食管曲张静脉的复发和再出血。因此，食管曲张静脉套扎治疗后，为了巩固疗效，延长复发时间，还必须进行食管下段黏膜的纤维化治疗，食管下段黏膜的纤维化治疗可以抑制局部毛细血管增生，阻止穿静脉向食管黏膜浸润。

早期用于纤维化治疗的方法是曲张静脉周围硬化剂治疗，但由于并发症多，且不易控制。目前已基本废止。近来有很多热凝固方法用于黏膜的纤维化治疗，如Nd-YAG激光的光凝固治疗、高频电凝治疗、微波能的治疗等。Nd-YAG激光的治疗主要是用于小血管和溃疡出血的止血治疗，该方法能量大、穿透力强，易致脏器穿孔，高频电、微波都是接触式凝固方式，不利于广泛凝固治疗。

半导体激光治疗仪是由半导体阵列发出的光经整合放大后由石英光纤输出到组织进行治疗。目前，半导体激光治疗仪已应用于肝脏肿瘤、下肢静脉曲张血管内治疗等。我们已应用半导体激光结合套扎治疗进行了食管静脉曲张的根治性治疗。我们对食管静脉曲张根治后进行黏膜纤维化治疗，抑制局部毛细血管增生，阻止穿静脉向内侵犯。由于黏膜下注射光敏剂，黏膜变性层次较浅，而且保护了深层组织的损伤。在治疗的患者中，没有1例出现食管穿孔、食管下段狭窄、吞咽困难等严重并发症。食管下段5cm范围是穿静脉和胃贲门黏膜下血管供血区，是食管曲张静脉复发的关键，在此区域进行黏膜纤维化治疗能起到较好的效果。由此可见，食管下段激光加光敏剂处理诱导食管下段黏膜纤维化对食管静脉曲张复发具有较好的预防作用，且并发症较少。

在氩离子凝固治疗中（APC），由于黏膜的广泛变性、纤维化，部分患者出现发热，术后吞咽梗阻感。在我们的治疗组中，由于治疗表浅，尽管范围广泛，但不会损伤下层结构，没有出现吞咽困难及发热患者,从长远观察效果来看,还是令人满意的。但随着病情发展,肝功能变差,这种黏膜纤维化治疗是否能改善生存率,还需进一步研究。激光加光敏诱导食管下段黏膜纤维化是如何影响食管穿静脉的行为起到抑制穿静脉向食管腔内生长和毛细血管增生的,目前还不清楚。我们在今后的工作中,还需大力开展食管下段黏膜纤维化后食管穿静脉的行为变化研究(血流动力学和形态学的变化),来综合评估黏膜纤维化对食管穿静脉的影响作用,进一步丰富食管静脉曲张复发的理论基础。

第五章 气囊填塞止血法

三腔二囊管是一个带有三个腔、两个气囊的橡皮管道，由 Sengstaken、Blakemore 两位学者根据食管、胃的解剖结构特点、食管胃底静脉曲张的特征而设计制造。主要用于门脉高压食管胃底曲张静脉出血的压迫止血治疗。在食管、胃底静脉曲张破裂出血治疗中的作用是通过充气气囊压迫胃底、贲门部及食管下端曲张静脉出血的机械性作用而达到止血目的。此方法治疗门静脉高压症并发食管、胃底静脉曲张破裂出血已半个世纪，是一种快捷、简便、安全实用、价廉可靠且急诊止血效果明显的治疗手段。有报道其急诊出血控制率在65%～85%。另有学者报道，与血管升压素联合硝酸甘油应用比较，其出血控制效果无明显差异，而且副作用少，可减少输血量和首次出血时的死亡率。在20世纪90年代以前，抢救治疗了大量的门脉高压症急诊上消化道出血的患者，挽救了患者的生命。然而在长期使用过程中其缺点也逐渐暴露出来，传统的三腔二囊管在胃囊和食管囊分别注气后，口咽部的分泌物可能向下流入食管，如果积存过多甚至有可能倒流入气管，导致误吸；仍有一定的并发症如窒息、穿孔、压迫处胃底食管黏膜坏死、皮肤坏死，传统的牵引架使用也不方便等，其最大缺陷是多在拔管72小时左右发生再出血，再出血发生率可高达50%。随着对门脉高压症的病理学、生理学及临床治疗进展，对门脉高压症发生食管、胃底曲张静脉破裂出血的治疗手段有很大的进步，不仅能在急诊情况下通过胃镜检查明确出血的部位，急诊在胃镜下对曲张的、破裂出血的食管胃底静脉进行内镜下套扎和注射硬化剂止血，而且能对肝硬化患者长期随访、治疗，对其发生食管胃底静脉破裂出血进行预测和干预治疗，以减少和避免出血的发生。然而肝硬化门脉高压症的发病率高，以及少数地区仍缺乏手术和急诊套扎止血的条件，特别是急性大出血，血液循环不稳定时，内镜套扎或注射缺乏条件时，三腔二囊管压迫止血仍然是最基本的抢救止血措施，也可以为下一步实施套扎或注射硬化剂创造条件，为下一步治疗做准备，由此，近年来，此方法应用的指征发生了很大变化，其主要指征是：①内科药物治疗失败和（或）有药物禁忌；②其他非手术治疗如硬化剂、组织黏合剂注射疗法、内镜套扎疗法等种种原因一时难以实施或不能实施时；③无手术条件和技术设备，以及不能耐受手术者。

另外，针对三腔二囊管的上述缺点或不是，对三腔二囊管的构造和牵引方式方法也进行了一定的改良和改进。目前，在临床上已有三腔四囊管的应用报道，其解决了气道分泌物的积存问题，在牵引方式方法上改变过去的重力牵引方式，改由胶带或海绵固定，针对食管胃底黏膜坏死，有更精确的压力测定装置的三腔二囊管应运而生。针对插管方面，目前有应用导丝插管进行改造或改良的方式。在三腔二囊管的使用范围上，也有一定的扩展，比如，有人应用三腔二囊管在妇科领域止血等。中南大学湘雅三医院普外科门脉高压症治疗研究中心通过十多年来的临床实践，深刻体会和认识到，气囊填塞止血在技术条件方面存在不足，医疗设备匮乏和人员配置有限的广大基层医院的推广普及应用，是符合中国国情的，在现阶段乃至今后很长一段时期，仍是一项重要且必不可少的实用技术，是一项独特而重要的基本治疗措施。此方法虽不能作为唯一的、更不是终结的治疗手段，但作为一种应急方法为后续进一步治疗（无论是手术治疗或非手术治疗）创造了条件和赢得了时间。

需要指出的是该止血方法与新兴的并日臻完善的内镜技术相结合交互序贯使用,既能展现气囊止血的优势,又克服了其术后再发出血的缺陷,收到很好的治疗效果,从而挽救了许许多多的肝硬化门脉高压症患者的生命。在临床上常常有许多患者急性大出血,在经当地气囊填塞止血后,如病情允许则尽早转来本科做后续治疗而转危为安。若不允许则可携带内镜赶赴当地处理。另外,在内镜治疗中如有术中或术后再次大出血者,或术中出血凶险,术野操作十分困难时,也可多次或再次控制出血后再行内镜处理。

第一节 三腔二囊管的构造

一、传统的三腔二囊管与四腔二囊管

传统的三腔二囊管为一带有三个腔两个囊的橡皮管道。长 1m,分为三段。前三分之一段的远端开有管壁小孔,供抽吸胃内容物、向胃内注入药物和管饲之用。在前三分之一段的近端有一球形气囊,充气后可压迫胃底和贲门部的出血,此囊叫作胃气囊。在中三分之一段,有一 25cm 长的圆柱状气囊,为压迫食管部位出血之用,叫作食管气囊。上述三部分均与管道末端的三个腔相通。此外,在管壁 45cm、60cm、65cm 处分别做有标志。其作用为管端至贲门、胃及幽门管的距离。Solarski 于 1979 年对三腔二囊管做了改进,在食管气囊以上开有侧孔以吸除食管上段因气囊充气后唾液不能下咽而积存的分泌物,防止医源性误吸而引起的肺炎,此即四腔二囊管。

二、压力监测性三腔二囊管

目前三腔二囊管由食管气囊、胃囊、胃管、食管气囊注气管、胃囊注气管组成,这种结构的三腔二囊管,使用过程中食管气囊或胃囊容易破裂,致使不能压迫出血点,起不到止血作用,临床医生又不能直观监测到食管气囊或胃囊的情况,容易导致严重后果。为了解决上述存在的问题,一种实用新型成本低,可有效直观进行监测食管气囊或胃囊破裂情况的三腔二囊管被发明使用。具体技术方案如下:它是一种压力监测性三腔二囊管,包括食管气囊、胃囊、胃管、食管气囊注气管、胃囊注气管,胃管、食管气囊注气管、胃囊注气管,其上设有标记刻度,在管体上依次设有食管气囊和胃囊,食管气囊注气管与食管气囊相通,胃囊注气管与胃囊相通,其特征在于:在胃囊注气管和食管气囊注气管的上端分别连有单向通气气囊。同现有技术相比,本实用新型三腔二囊管在胃囊注气管和食管气囊注气管的上端分别连有单向通气气囊。该气囊可反映充气后胃囊和食管气囊内的压力,当胃囊或食管气囊破裂时,设置在其上的单向通气气囊会失去压力,处于未充气状态,这样可直接判断气囊破裂情况,及时进行更换,保障患者的生命安全。另外,本实用新型三腔二囊管结构简单且制造成本低。

三、改进的三腔二囊管

实用新型医治胃底、食管下段出血的三腔二囊管,它包括三腔管、胃气囊和食管气囊,胃气囊和食管气囊附在三腔管的一端,三腔管由一个截面是半圆的腔道和两个截面是四分之一圆的腔道构成,胃气囊导管和食管气囊导管分别设在四分之一圆腔道内,胃导管设在半圆腔道内;胃导管截面呈半圆形,其外壁与半圆腔道的内壁紧密配合,胃导管可在半圆腔道中活动;在三腔管和胃导管上分别对应设有三个孔。这种实用新型构造简单，使用方便，能有效降低吸入性肺炎及胃底或食管下段黏膜溃烂、坏死的发生率并减少患者的痛苦，已获得国家专利。专利主权项为：一种医治胃底、食管下段出血的三腔二囊管，它包括三腔管、胃气囊和食管气囊，胃气囊和食管气囊附在三腔管的一端，三腔管内设胃导管、胃气囊导管和食管气囊导管，其中胃导管一端通三腔管口，另一端为盲端，位于三腔管盲端处；胃气囊导管一端通三腔管口，另一端通胃气囊；食管气囊导管一端通三腔管口，另一端通食管气囊；其特征是：所述的三腔管由一个截面是半圆的腔道和两个截面是四分之一圆的腔道构成，胃气囊导管和食管气囊导管分别设在四分之一圆腔道内，胃导管设在半圆腔道内；所述的胃导管截面呈半圆形，其外壁与半圆腔道的内壁紧密配合，胃导管可在半圆腔道中活动；在胃气囊和食管气囊间的三腔管上开有一孔，将该孔称为第二孔，又在距三腔管盲端1cm处及距第二孔 30cm 处各开有一孔，分别称为第一孔和第三孔，第一、二、三孔的圆心位于三腔管半圆腔道的同一条直线上；所述的胃导管在相应于上述三孔圆心所在直线对应处也设有三个孔，其中第一孔距盲端 1cm，第二孔距盲端的距离比三腔管上第二孔距盲端的距离短 2cm，第三孔距盲端的距离比三腔管上第三孔距盲端的距离短 4cm。

第二节　操作要点及注意事项

一、操作要点
（一）食管的解剖
（1）食管上连咽部，起于第 6 颈椎部位的平面，长 25cm。一般门齿距食管起点 15cm，故至食管末端 40cm。

（2）食管有颈、胸、腹三部，而胸部食管又分为上、中、下三段。自胸廓入口至主动脉弓上缘为上段，自主动脉弓上缘至肺下静脉为中段，由肺下静脉至膈为下段。

（3）食管有三处较为狭窄：①食管上段，有环咽肌围绕食管的入口；②主动脉弓水平位，有主动脉和左支气管横跨食管；③食管下端，即食管穿过膈的食管裂孔处。

（4）食管的静脉汇入奇静脉和半奇静脉，下端和胃静脉吻合。由于胃静脉属于门静脉系统，故在门静脉高压的患者，食管静脉成为门静脉侧支循环的一部分，常有曲张和破裂出血的可能。

（二）操作目的
对门静脉高压所致食管胃底静脉曲张破裂出血患者局部压迫止血。

（三）适应证与禁忌证
适应证：食管胃底静脉曲张破裂大出血。

禁忌证：冠心病、高血压、心功能不全者慎用。

（四）准备工作
（1）清除鼻腔内的结痂及分泌物。

（2）对清醒患者应做好解释工作，取得患者的理解与合作。如患者不能良好合作，可使用镇静剂如地西泮 2.5mg 经静脉缓慢推注，以提高患者的耐受力。最好不用咽部麻醉剂，以保存喉部反射，防止吸入性肺炎产生。

（3）认真检查三腔二囊管气囊有无松脱、漏气，充气后膨胀是否均匀，通向食管囊、胃囊和胃腔的管道是否通畅。仔细辨认管壁上 45cm、60cm、65cm 三处标记及三腔通道的外口。

（4）器械准备：三腔二囊管、50mL 注射器、血管钳、治疗盘、无菌巾、液状石蜡、0.5kg 沙袋（或其他牵引用物）、血压计、绷带、宽胶布。

（五）操作方法

（1）先检查气囊有无漏气，抽尽双囊内气体。将三腔管之前端及气囊表面涂以液状石蜡，患者取仰卧位或左侧卧位，从患者鼻腔插入（若遇鼻腔置入困难者，有人主张经口置入，以减少对鼻孔的压迫导致局部坏死和对鼻咽部的刺激），达咽部时嘱患者吞咽，使三腔管顺利进入 65cm 标记处。操作时宜谨慎，切忌粗暴。如能从胃管腔抽出胃内容物，表示管端已至幽门。经胃管注入空气，用听诊器在剑突下听诊多可确诊。

（2）用注射器先向胃气囊注入空气 250～300mL（囊内压 40～50mmHg），注入后即用血管钳将此管腔钳住。然后将三腔管向外牵引，感觉有中等度弹性阻力时，表示胃气囊已压于胃底部，再以 0.5kg 重沙袋通过滑车固定于床角架上，做持续牵引，以达到充分压迫的目的（目前，临床上经过改良，多不用牵引法，而改用蝶形胶布固定等方法）。

（3）经观察仍未能压迫止血者，再向食管囊内注入空气 100～200mL（囊内压 30～40mmHg），然后钳住此管腔，以直接压迫食管下段的扩张静脉。

（4）定时自胃管内抽吸胃内容物，以观察有否继续出血，并可自胃管进行鼻饲并进行有关治疗。

（5）每 2～3 小时检查气囊内压力 1 次，如压力不足应及时注气增压。每 8～12 小时食管囊放气并放松牵引 1 次，每次 30 分钟，将三腔管稍向深插入，使胃囊与胃底黏膜分离。同时口服液体石蜡 15～20mL，以防黏膜与气囊粘连及坏死。

（6）持续出血停止 24 小时后，可取下牵引沙袋，并将食管和胃囊放气，继续留置胃内观察 24 小时。如仍无出血，可嘱患者口服液体石蜡 15～20mL，然后抽尽双囊气体，缓慢将三腔管拔除。

（六）临床经验教训

（1）插管最好在呕血的间歇进行，先向患者说明目的，取得患者合作，以免引起血液反流入气管引起窒息。

（2）压迫 24 小时后宜放出气囊空气，以防气囊压迫可能引起黏膜糜烂。

（3）牵引的沙袋不宜过重，以防压迫太重，引起黏膜糜烂。

（4）注意检查气囊是否漏气，以免达不到压迫止血的目的。

二、注意事项

（1）置管期间，严密观察气囊有否漏气和滑出，有条件者，定期测定气囊压力状况。充气不足或牵引不当是导致治疗失败和疗效欠佳以及产生并发症的常见原因。当患者出现极度呼吸困难，烦躁不安甚至窒息时，可能是胃气囊滑入食管后，压迫气管所致，应立即剪断三腔二囊管末端部。当患者有胸骨后不适、心律失常等症状时，可观察固定标志是否外移；食管气囊压力是否过高，可将食管气囊松解，如症状仍无改善，此时切记要先移去牵引物，解除外固定，再将导管向胃内退入后方能使胃囊放气，此举是为防止胃囊滑入食管致气管堵塞，当需要时，可重新注气再填压止血。

（2）达到控制出血目的后，一般观察 24~48 小时无出血者，可将食管气囊缓慢松解，再观察 24 小时无出血，可解除牵引后将胃气囊放气，此顺序过程不可颠倒。

（3）胃气囊持续压迫一般 48~72 小时是安全的。有报告有最长压迫时间达 7 天以上仍未有胃黏膜坏死者。食管气囊一般压迫需 6~12 小时放松 5~10 分钟，以免食管黏膜长时间压迫而糜烂，甚至食管壁缺血坏死、穿孔。

（4）在决定拔除三腔二囊管时，要有防止复发出血的进一步措施和计划。拔管时，需先吞服液状石蜡 20~30mL，依上述顺序处理后缓缓将三腔二囊管退出，以防撕脱可能黏附于导管壁上的黏膜致再出血。

（5）经置管压迫止血近期再出血者，一般需尽早改用其他非手术或手术止血措施。

（6）去管后仍需禁食一天，然后给予流质饮食 1~2 天，再过渡到半流质饮食或软食。

第三节　护理及后续治疗

一、护理

（1）密切观察应用效果和患者出血情况，注意血压、脉搏、肠鸣音的变化，观察三腔管双气囊是否有压力及管腔有无滑出，如有新鲜出血及时报告医生，并协助处理。

（2）4 小时测量气囊压力一次，并每 2 小时抽吸胃内容物一次，观察出血量及性质以判断出血程度。

（3）两条静脉通路，以保证及时输入止血药物和新鲜血液，尽可能选用 8 号以上大针头静脉穿刺，以保证液体通畅。

（4）护理：刷牙、漱口 4 次/d 或用呋喃西林液清洗口腔，防止发生口腔感染及坠积性肺炎。

（5）设重症护理记录单，详细记录三腔管留置期间的病情变化，准确记录出入水量，并严格交接班。

二、后续治疗

三腔二囊管压迫止血为临床上门脉高压食管胃底曲张静脉破裂出血常用的急诊止血手段，尽管其在临床上有着十分重要的地位，然而三腔二囊管压迫止血不是唯一、更不是终结的治疗手段，它的作用仅限于急诊止血，它只是治疗的一部分。它的重要性在于可为后续治疗赢得宝贵时间。其后续治疗才是最重要的、不可缺少的步骤。其后续治疗一般包括：①对肝功能的进一步保护治疗；②实施硬化剂注射治疗和（或）组织黏合剂注射治疗和（或）内镜下套扎治疗；③降门脉压的治疗和全身综合治疗以及再出血的预防治疗等。

第六章 门静脉高压症的药物治疗

门静脉高压症是各类慢性肝病晚期最常见、最严重的并发症，可以引发胃-食管静脉曲张、胃肠道大出血、腹水、肝肾综合征和肝性脑病等严重并发症，是造成肝硬化患者病残和死亡的主要原因。若处理不当，病死率可高达42%，急症手术治疗死亡率更高。门静脉压力正常为 0.98~1.47kPa（10~15cmH$_2$O），门静脉高压症时通常超过 1.96kPa（20cmH$_2$O）。1906 年由 Gilbert 和 Villast 首次命名本病。平时一般治疗使用三腔二囊管压迫和栓塞治疗，对比患者常不宜接受且有诸多并发症。直到 20 世纪 70 年代末期，分流手术依然是门脉高压症各种并发症的首选治疗方法。然而分流手术虽然降低了门脉压力，却使进展性的肝衰竭和肝性脑病的发生率明显上升。同时在早期预防方面，分流手术的死亡率也高于药物支持治疗。20 世纪七八十年代，内镜下硬化剂治疗广泛应用于曲张静脉出血的治疗，并进行了许多硬化剂治疗初次曲张静脉出血的随机对照实验（randomized controlled trials，RCT），然而两个设计良好的 RCT 都因为与药物治疗对照组相比过高的死亡率而被迫中止。近来，硬化剂疗法实际上已经被内镜套扎治疗所代替。但是内镜疗法没有改变门脉压力，对非曲张静脉引起的出血和门脉高压性胃病无效。

1956 年 Kehne 等首次报道应用垂体后叶素治疗活动性曲张静脉出血，1962 年 Merigan 等报道了第一个支持垂体后叶提取物临床应用的对照实验研究。尽管随后又有多个 RCT 评估了不同的血管升压素（vasopressin，VP）剂量、使用方法和疗效，但是现代门脉高压症药物治疗的大门却是由 Lebrec 等在 1980 年开启的。他们开创性地将非选择性 β 受体阻滞剂普萘洛尔应用于肝硬化患者的门脉高压症治疗中，随后 1981 年的一项 RCT 首次证实普萘洛尔可以有效预防曲张静脉的再出血。由此门脉高压症的药物疗法日益受到临床医生的重视。近年来，随着对门脉高压发生机制的研究和各种降低门脉压力药物的不断出现，使门脉高压症治疗有了新的突破。

第一节 药物治疗的理论基础

门静脉压力增加可引起门静脉和肝静脉（或下腔静脉）之间的压力梯度增加，所以通常用门静脉压力梯度来表示门静脉压力。根据欧姆定律，这个数值等于门静脉血流量和肝内静脉及其侧支循环二者阻力的乘积。肝硬化患者体内由于显著的外周血管扩张而存在高动力循环，NO 是其中的关键因子。另外胰高血糖素、前列腺素、TNF-α 等细胞因子在外周循环含量增多对门脉压力升高也有促进作用。早期阻力的增加包括肝窦阻塞和窦前区或狄氏间隙的胶原沉积，随后血管的收缩和再生结节的压迫进一步加剧了阻力。血流的变化则包括了内皮素等内源性血管收缩因子的增多以及 NO 等肝内血管舒张因子的减少。药物治疗的途径是通过药物引发内脏血管收缩减少门脉系统血流量，或诱导肝内血管舒张降低肝内和侧支循环的阻力。虽然很多药物在动物模型中可以通过以上途径降低门脉压力，但是只有其中很少一部分在临床试验中可以被肝硬化患者所耐受，低血压是一个主要的并发症。

自从 Benoit 等阐明了门脉高压症的"后向血流学说"和"前向血流学说"的原理以来，门脉高压症的药物治疗得以飞速发展。门脉高压是门脉阻力增高和（或）门脉血流增多的结果。门脉高压的药物治疗包括降低门脉压力、降低曲张静脉压力和壁的张力。凡能改善肝脏微循环、降低肝内血管阻力、减少门脉及侧支循环血流量的药物，均可能降低门脉压。

近年的研究显示门脉阻力增加除与肝脏结构改变的器质性因素有关外，还与肝纤维隔中的肌成纤维细胞的收缩和某些缩血管活性物质增加的功能性有关。实验证明，这种门脉阻力增加的功能性因素能被相应的药物所阻断，这为应用某些缩血管药物降低门脉压力防治 EVB 提供了理论依据。

第二节　一般药物治疗

门脉高压症患者并发食管及胃底曲张静脉破裂出血时，一般应住院治疗和检测生命体征的变化。一般需要边抢救、边检查。首先应积极治疗休克，立即禁食，平卧位，观察血压、脉搏、呼吸、体温、尿量，然后根据病情需要给予输血、补液、止血等措施恢复血容量。一般认为，血压维持到 12kPa，尿量 20mL/h，中心静脉压在 7.84～9.8kPa，血细胞比容在 25%～30%，比较稳妥，在积极纠正休克后有条件者应尽快行内镜检查，以便明确出血原因及其部位，为进一步治疗提供依据。

一、一般支持药物

（1）保肝药物：保肝药物的使用原则是"不可滥用，只用必要的护肝药"，即防止肝细胞坏死的药物。常用有葡醛内酯，有解除肝脏毒素的作用，每次 0.1～0.2g，3 次/d。肌苷、三磷酸腺苷（ATP）、能量合剂、蛋白同化剂等可促进肝细胞再生。近年来证明，肝细胞生长因子、前列腺素 E2、硫醇类（谷胱甘肽、半胱氨酸）、维生素 E 等，均有抗肝细胞坏死、促进肝细胞再生的作用。丹参、川芎等也可改善肝脏微循环，减轻肝脏瘀血、缺氧而有利于肝细胞再生。食欲不好者可静脉给予 10%葡萄糖 1000mL，加入维生素 C 2.0g、ATP 40mg、辅酶 A 100U、10%氧化钾 15mL、维生素 B_6 100mg、胰岛素 10U，静脉滴注，每日 1 次。

（2）白蛋白输注：肝硬化患者常伴有血浆白蛋白降低，输入人体白蛋白可提高血浆胶体渗透压，减少腹水形成。加强利尿作用。

（3）氨基酸：人体是以蛋白质为基质而构成的。要维持人体各种组织内蛋白的一定含量，则需经常补充外源性氨基酸，以提供机体合成因代谢而消耗的蛋白。肝硬化患者的蛋白质分解增加，为了促进氮平衡，减少体内蛋白质的分解，需要补充氨基酸以获得正氮平衡，并生成酶类、抗体、结构蛋白，促进组织愈合，恢复正常生理功能，氨基酸溶液是当前蛋白质输入的基本物质，其中有八种必需氨基酸是机体需由外源性补给，方可合成体内的蛋白质。对代偿期肝硬化可选用复合氨基酸注射液（18-F）、复方氨基酸注射液（凡命，7%）、18-氨基酸注射液、复方氨基酸 9R 注射液等，口服可选用复合氨基酸胶囊。对失代偿期肝硬化，应给予支链氨基酸 3H 注射液、肝宁注射液等。

二、一般常用止血药物

（1）维生素 K：天然的维生素 K 包括维生素 K_1 和 K_2。维生素 K_3 和 K_4 为人工合成品，前者为亚硫酸氢钠甲萘醌，后者为乙酰甲萘醌。维生素 K 是肝内合成凝血酶原的必需物质，它能促进血浆凝血因子 VIII、VI、IV、X 在肝内的合成。肝硬化患者常有出血倾向，不少患者有各种凝血因子缺乏，故应补充维生素 K。其中 K_1 能在数小时内发挥作用，较其他维生素 K 的作用更迅速，而且作用的时间较长。通常用维生素 K_1 10mg 肌注，每日 2 次；可口服 2~4mg，每日 3 次；也可经静脉注射，但静脉注射太快可引起面部潮红、出汗、胸闷等症状。对晚期肝病者，使用本品无效。

（2）6-氨基己酸：能抑制纤维蛋白溶酶原的激活因子，使纤维蛋白溶酶原不能激活成为纤维蛋白溶酶，从而抑制纤维蛋白的溶解，达到止血的目的。高浓度的 6-氨基己酸对纤维蛋白溶酶有直接抑制作用，可用于治疗肝硬化出血。用法：①静脉滴注，初用量 4~6g，以 5%~10% 葡萄糖或生理盐水 100mL 稀释，15~30 分钟内滴完，也可加入输血瓶中静滴，维持量为每小时 1g，维持时间视病情而定。②口服，成人每次 2g，小儿 0.1g/kg，每日 3~4 次，依病情服用 7~10 天或更长时间，本品吸收迅速而完全，服用 1~2 小时可达血中有效浓度。本药偶可出现副作用，如腹部不适、腹泻、呕吐、胃灼热感、鼻塞、结膜溢血、皮疹、低血压及排尿增多。有弥漫性血管内凝血或栓塞性血管疾病者禁忌。

（3）凝血酶：本品是一种速效局部止血药，是能直接作用于出血部位的纤维蛋白原，使其转变为纤维蛋白促使血液凝固，填塞出血点而止血；激活凝血因子 VIII，使可溶性纤维蛋白转变为难溶性纤维蛋白；增强凝血因子 VIII 和 V 的活性，在其他因子参与下，使血液中的凝血酶原转换为凝血酶；促进血小板发生不可逆凝集和血小板释放反应；尚有促进上皮细胞的有丝分裂而加速创伤愈合的作用，局部止血迅速，疗效显著。本药止血效果迅速，且无明显不良反应，口服 400~1000U/2~4 小时或 6 小时，以低于 37℃ 的温开水或生理盐水 10mL 溶解后口服；经胃管冰水洗胃后注入凝血酶，浓度 20~50U/mL，每次 30~100mL，每 2~12 小时 1 次。

（4）抑酸剂：组胺 H_2 受体阻滞剂西咪替丁和 H^+-K^+-ATP 酶抑制剂奥美拉唑，均有强大的抑制胃酸分泌的作用，1 次用药抑制胃酸 90%，持续达 6~12 小时，据报道西咪替丁、奥美拉唑对各种原因所致上消化道出血均有良好的止血效果。肝硬化合并食管及胃底静脉曲张破裂出血时，与胃酸的作用常有一定联系，而且有些患者也伴有胃黏膜糜烂或溃疡病。另外西咪替丁还可以降低门静脉压力，与此同时门静脉和肝静脉血流量会明显增加，血管增宽，改善肝脏灌注情况，所以应用西咪替丁和奥美拉唑对防治上消化道出血常有良好效果。法莫替丁、奥美拉唑不仅抗酸作用强，作用时间更持久，且毒副作用相对较轻，可作为首选。

（5）云南白药：具有促进凝血和缩短凝血时间作用，这可能和增加凝血酶原含量有关。中医认为云南白药除止血以外，尚有活血化瘀和止痛作用，可治疗各种出血和跌打损伤。用量 1.5~4g，口服或胃管注入，2~3 次/d。

（6）巴曲酶（立止血）：是从巴西蝮蛇的毒液中提炼出来的凝血酵素，具有凝血激酶样和凝血酶样作用，仅作用于血管破损处，无血管内凝血作用。可先静脉内或肌肉各注射 1kU，重症病例 6 小时后可再肌注 1kU，以后每天肌注 1kU，2~3 天，也可用于内镜下局部喷洒止血。

（7）去甲肾上腺素：可使胃肠黏膜出血区域的小动脉强烈收缩，减少局部血流量并能减少胃酸分泌，有类似迷走神经切断的作用，同时因可降低门脉压，故也用于食管静脉曲张破裂出血。用法有口服或胃管内灌入。

（8）氨甲苯酸：本品具有抗血纤维蛋白溶解作用，其作用机制和6-氨基己酸相同，但效果比6-氨基己酸强4～5倍，而且排泄慢，毒性也较低，不易形成血栓。每次用量0.1～0.2g，加在葡萄糖或生理盐水中，缓慢静推或静滴，每日最大剂量0.6g。

三、利尿药

肝硬化合并低钠血症较为常见。近来发现肝硬化、病毒性肝炎等肝病患者的血细胞Na^+-K^+-ATP酶活性下降，钠泵活性降低，导致细胞外液Na^+减少。如果长期禁盐、反复利尿或放腹水等则会导致失钠性低血钠，而此类患者主要治疗措施是输液补钠，轻症一般只需在膳食中增加小剂量钠盐即可。如果没有失钠史，体钠不减少，而摄入水分过多，血浆蛋白降低时则可引起稀释性低钠血症。低血渗时的水分自细胞外向细胞内转移，并因肝功能障碍与抗利尿激素增多，近曲小管稀释功能与水的排除减少以及并发肾衰竭等原因，可使体内水潴留大于钠潴留。此时限制水的摄入量为主要的治疗措施，较重病例则可酌情给予利尿剂。鉴于联合使用利尿剂有较大的副作用，可先给予单一药物，有主张首选螺内酯。若单一药物无效，再考虑联合用药，保钾和排钾利尿剂可同时应用。肝病患者利尿速度宜缓，以免导致大量体液和电解质丧失而诱发肝性脑病、肝肾综合征等严重并发症。切忌盲目使用强效利尿剂。需根据患者病情及对利尿剂的不同反应，选用下述不同的药物，应以间歇交替用药为原则，从小剂量开始，先给弱效或中效利尿剂。

（1）髓袢利尿剂：呋塞米、布美他尼、依他尼酸等：这些药物作用于肾小管髓袢升支粗段的皮质部和髓质部，抑制钠、氯的重吸收，同时增加钾的排出，在利尿剂中作用最强，可将滤出钠25%排除，但副作用多，易于并发低钾血症。临床上可口服、肌注或静注呋塞米每次20～40mg，无效时可加大剂量。

（2）噻嗪类利尿剂：氢氯噻嗪、美托拉宗。作用于皮质稀释段及远曲小管的近1/3，作用强度为中等，排出8%滤过钠，可引起肾血管收缩，低钾、高尿酸血症。其中氢氯噻嗪主要抑制髓袢皮质部对钠和氯的重吸收，从而促进肾脏对氯化钠的排泄而产生利尿作用，同时有较多的钠运送至远曲小管与钾交换而致钾丢失。每日剂量为25～100mg，需注意电解质紊乱等副作用。

（3）潴钾利尿剂：螺内酯、阿米洛利、氨苯蝶啶。作用于远曲小管后半部及皮质部集合管，作用较弱，排除2%滤过钠。机制为螺内酯在集合管内与醛固酮竞争受体；而阿米洛利与氨苯蝶啶作用于远曲小管及集合管，抑制腔内钠的重吸收。由于螺内酯作用温和，利尿作用缓慢而持久，不常发生低钾血症，而腹水的发生与醛固酮有关，故常为肝硬化腹水治疗的首选药物。每日40～100mg，分2～3次口服，长期使用可致高钾血症，肾功能不全和高血钾者禁用。

代偿期肝硬化患者持续使用螺内酯加低盐饮食可以轻微减低HVPG，这种降低和减少与血容量相关。代偿期肝硬化患者口服螺内酯100mg/d，6周后内镜测压器发现曲张静脉压力显著下降，这种改变和血容量的减少、心钠素以及血浆肾素活性的下降相关。由于利尿剂降低门脉压的效果有限，所以单独应用的可能性不大，它们最有前景的用途是提高β受体阻滞剂降低肝静脉压梯度（HVPG）的作用，或消除血管扩张剂钠潴留和血容量扩张的不良反应。

四、抗生素

肝硬化容易并发各种感染，据估计 1/4 肝病患者死于细菌感染。肝硬化患者的体液免疫及中性粒细胞功能缺损是其容易并发各种感染的主要原因。另外对门脉高压症患者的各种诊疗操作，如三腔二囊管压迫、内镜下套扎治疗、腹腔穿刺等易导致感染。近来发现院内感染也是原因之一，20％伴上消化道出血的肝硬化患者在入院 48 小时内出现细菌感染，2 周内增至 35％～66％。各型肝硬化中，以乙醇性肝硬化并发细菌感染率最高，而原发性胆汁性肝硬化无明显增高。在各种细菌感染中以菌血症、胃肠道感染、肺炎呼吸道感染及泌尿道感染较常见。有文献显示门脉高压症患者的再出血率、出血控制率和治疗结果与细菌感染有密切关系。抗生素对预防院内感染、菌血症和一过性腹膜炎有效，肝硬化伴出血患者可预防性应用抗生素治疗。

第三节 降门脉高压药物概述

门脉高压药物治疗的目的是通过降低门脉压力而达到预防和控制胃食管静脉曲张破裂出血以及对再出血的预防。治疗措施应着眼于控制急性出血，预防超过 50％患者可能发生的再出血，以及降低死亡率。血管活性药物、内镜疗法（套扎或硬化剂注射）和联合疗法被推荐为一线疗法。药物疗法的最主要优点是无须高水平内镜专家即可快速开始。理想的治疗药物应该是安全、有效、易服的。引起门脉高压的起始因素是门脉血流阻力增高，而内脏小动脉扩张和门脉血流量增加是维持和加剧门脉高压高动力循环的决定性因素。当门静脉系侧支血管广泛形成后，这些血管床的阻力也是门脉压力升高的重要原因。

针对门脉高压症的病理生理基础，治疗门脉高压症的药物主要包括缩血管药物、扩血管药物以及利尿剂等。缩血管药物作用机制为直接或间接引起内脏血管收缩，从而减少门脉血流，降低门脉压力和侧支循环血流；而血管扩张剂的作用机制是通过扩张肝内和侧支血管，减少血管收缩，降低门静脉肝内血管阻力，从而降低门脉压力，还有降低循环血流量的药物如利尿剂等，因降低门脉高压效果有限，需与上述两类药物合用，临床上应用也受限。其中，半衰期短的药物用于治疗急性出血，如血管升压素及其类似物、生长抑素及其类似物和硝酸甘油等，而半衰期长的药物用于预防出血，如 β 受体阻滞剂（普萘洛尔、纳多洛尔）、α 受体阻滞剂（哌唑嗪、苯氧苄胺）、硝酸酯类、钙通道阻滞剂、血管紧张素受体拮抗剂、5-羟色胺受体阻滞剂、血管紧张素转换酶抑制剂等。

经内镜检查发现中重度静脉曲张的门脉高压患者需行药物预防治疗，使用的药物主要为 β 受体阻滞剂与硝酸酯类制剂。生长抑素八肽合成物的长效制剂可有效降低门脉压力与再出血风险，但价格昂贵，适用于静脉曲张程度较重、经济上能承受的患者。静脉曲张破裂出血临床上病情凶险，且易发生误吸、诱发感染与肝性脑病等各类并发症，死亡率甚高。应用于紧急止血治疗的药物包括生长抑素及其八肽合成物、垂体加压素和特利加压素等，通过阻断如胰高血糖素与血管活性肠肽等血管扩张激素的释放，收缩内脏血管进而降低门脉压力。内镜治疗在门脉高压食管和胃静脉曲张破裂出血的预防和治疗中占有相当重要的地位，但通常需在药物治疗的基础上使用，以获得最佳止血效果。

一、缩血管药物

包括血管升压素及其衍生物，生长抑素及其类似物，β受体阻滞剂。

（1）血管升压素（vasopressin，VP）及其衍生物：VP是从垂体后叶提取的九肽类物质，血管升压素作为一种垂体后叶激素用于急性曲张静脉出血治疗已经有四十多年了。人体存在两种VP受体，分别位于血管平滑肌及肾脏集合管上皮细胞。本药能收缩内脏小动脉毛细血管前括约肌及小静脉，减少脾动脉、肠系膜动脉等内脏血流量，从而降低门脉压；收缩肝动脉，使肝动脉灌注减少，肝窦内压下降；能降低曲张静脉压力及血流速度且下降程度高于对门脉压降低；同时它又收缩食管平滑肌帮助止血，还增加肠蠕动排出积血。由于收缩外周血管和抗利尿激素（ADH）效应，血管升压素的并发症主要是可引起稀释性低钠以及冠状动脉收缩异常导致心律失常和诱发加重心肌梗死，滴注过速可引起肠绞痛，甚至肠坏死。为减轻上述副作用，可同时给予血管扩张剂硝酸甘油。试验证明，硝酸甘油和加压素对降低门脉压力有相加作用，且可改善全身血流动力学，同时静脉注射或舌下含服硝酸甘油可以缓解大多数加压素的副作用并提高门脉系统对血管升压素的反应性。

血管升压素应用于急性出血的治疗或为进一步有效的治疗如内镜下注射硬化剂赢得时间。Bosch等发现静脉注射血管升压素后HVPG降低23%，曲张静脉穿刺测压值下降14%。后者代表着曲张静脉跨壁压力梯度，是一个用于检测曲张静脉壁紧张度进而预测曲张静脉出血的重要指标。Tsai等发现活动性曲张静脉出血患者尤其是处于休克状态下的患者HVPG下降程度低于稳定期患者。这可能是由于活动性出血时内脏血管已经处于收缩状态，动物实验也证实血管升压素对于严重出血性低血压大鼠门脉血流的作用减弱。

血管升压素的衍生物特利加压素（terlipressin，t-GLVP）又称三甘氨酰基赖氨酸加压素，是一种合成的长效血管升压素类似物，在体内被切去N端甘氨酰基后成为有生物活性的赖氨酸加压素。其半衰期较长，达5~10小时，一次注射后起作用时间为血管升压素的10倍。12小时内控制出血有效率为60%~80%，与急诊内镜治疗效果相似。它可于代谢中缓慢释放赖氨酸加压素，降血压幅度更大，组织穿透性更强，在临床试验中比血管升压素有着更少的副作用。一次静脉注射2mg特利加压素一小时内可降低曲张静脉穿刺压21%、14%HVPG。另一项研究表明静脉注射2mg特利加压素可降低21%HVPG和25%奇静脉血流量，并可维持4小时。血流动力学研究显示，其能引起门脉及侧支循环压力和曲张静脉壁的张力显著而持久的下降，且降低侧支循环压力的作用更显著。其在降低门脉压的同时能改善全身高动力循环状态。有随机对照的实验显示，特利加压素疗效优于血管升压素，其止血率为86%，与血管升压素相比对心血管的副作用小，是唯一被Meta分析证明在治疗急性食管破裂曲张出血后能降低病死率的药物。但本药对肝功能差者效果不佳，可能系此药需经肝内代谢才能发挥作用，能否取代加压素有待进一步研究。

（2）生长抑素（somatostatin，SS）及其类似物：生长抑素是在1973年首先从下丘脑分离出的一个具有14个氨基酸的肽类激素，能选择性引起内脏循环血流量减少或门脉压下降，无全身性血压变化。生长抑素是一种抑制多种激素释放的调节肽，具有五个不同受体亚型，广泛分布于细胞膜上，主要起抑制作用。肝硬化患者静脉注射生长抑素后可以在不干扰外周循环的情况下降低肝血流量和门脉压力。由于它的半衰期很短，仅2分钟，所以不得不持续静滴。临床试验关于降门脉压的结果相互存在很大差异，不过最好也只达到了血管升压素一半的效果。门脉高压大鼠的研究显示生长抑素无法直接收缩平滑肌细胞,而是通过抑制诸如胰高血糖素等循环舒张物质来收缩血管。一次注射的降门脉压效果要强于持续性滴入。但是在临床实践中生长抑素副作用报告较少。肝硬化腹水患者静脉滴注生长抑素可以诱导肾血管收缩,降低肾小管滤过率。其作用机制可能为:①通过抑制具有扩张血管活性的胃肠肽,如胰高糖素、降钙素基因相关肽、P 物质、一氧化氮(NO),间接收缩内脏血管,减少门脉主干血流量;②能直接作用于内脏血管平滑肌,收缩血管,选择性地减少奇静脉内的血流,使食管曲张静脉内血流量减少,从而降低食管静脉内压力,减少血流量;③还可减少胃酸反流,防止血凝块脱落,起到减轻出血和防止再出血作用。Kravetz 曾对比研究了持续静脉输注生长抑素和血管升压素的治疗效果和并发症,发现两者的控制出血率相似,但生长抑素引起的并发症明显少于血管升压素。

目前人工合成并应用于临床的生长抑素类似物有施他宁和奥曲肽(又名善得定或善宁)。施他宁为环状 14 肽,与天然生长抑素化学结构和生物效应完全相同,半衰期短,仅 1~3 分钟,因此在治疗应用时必须持续静脉滴注,且价格昂贵,临床应用较少。可降低内脏及黏膜血流量,对溃疡病及肝硬化等引起的上消化道出血有止血作用。对食管曲张静脉出血的止血作用比垂体后叶素快,用药 35 秒即起作用,无明显心血管副作用。因其半衰期短,故应持续静滴。奥曲肽为人工合成的八肽生长抑素类似物,具有耐蛋白酶水解的特点,半衰期长达 1~2 小时,且使用方便,可供皮下、肌肉或静脉注射,临床应用较广。奥曲肽和生长抑素作用方式类似,也抑制胰高血糖素等胃肠内激素,但抑制作用强于生长抑素和施他宁,也可以通过和其他血管收缩因子作用激活蛋白激酶 C 从而收缩肠系膜上动脉血管平滑肌起到间接的局部血管收缩效应。但是对于肝硬化患者来说,控制曲张静脉出血的主要机制是抑制餐后充血。新开发的此类药物还有兰瑞肽和伐普肽,二者和奥曲肽的药物参数相类似,其具体应用还在进一步的临床研究中。

目前认为,生长抑素在控制门脉高压食管静脉曲张破裂出血的疗效优于或至少不低于其他现有治疗方法的疗效,如血管升压素、气囊填塞法或硬化治疗等,因此被认为是控制食管胃底静脉曲张破裂出血的首选药物。有 Meta 分析认为和安慰剂或其余的干预相比,奥曲肽显著提高了食管曲张静脉出血的控制,但不能降低死亡率。这些结果在临床应用中还需要谨慎借鉴。目前数据提示,生长抑素和其长效类似物提高了内镜治疗的效率。

生长抑素及其类似物目前被广泛应用于控制门脉高压食管静脉曲张破裂出血和重症急性胰腺炎的治疗,安全有效已被公认,而其他一些作用和用途正随着其基础和临床研究而不断被发现,应用前景广阔。通过临床应用发现,生长抑素及其类似物的副作用较少,主要有局部注射会引起疼痛和皮下脂肪萎缩,静注过快可出现恶心、呕吐、心悸,短期使用可有脂肪便、腹痛等,长期应用可发生胆结石和胃炎等,临床应用尚未发现其他严重毒副作用,但这些不良反应较其治疗作用来说是可以接受的。但由于其价格昂贵,临床广泛应用仍受到一定限制,相信随着对其研究的不断探索,价廉、效更高的生长抑素及其衍生物将会出现。

(3)β 受体阻滞剂:非选择性 β 受体阻滞剂在门脉高压症中的研究主要包括以下四种:普萘洛尔、纳多洛尔、噻吗洛尔和卡维地洛。

普萘洛尔为非选择性 β 受体阻滞剂,对 $β_1$ 和 $β_2$ 受体的选择性很低,没有内在拟交感活性,被认为是目前预防出血和再出血的首选药物。不同个体口服相同剂量的普萘洛尔,血浆高峰浓度相差可达 20 倍之多，这可能由于肝消除功能不同所致，因此临床用药需从小剂量开始，逐渐增加到适当剂量。另有 1/3 的门脉高压患者对普萘洛尔无反应，即用药后门脉压或门静脉压力梯度变化＜1mmHg，需要换用或合用其他的药物治疗。普萘洛尔可显著降低再出血的危险性和病死率。有人认为，该药最适用于 Child A 级及 B 级患者，Child C 级患者由于内脏血管已经代偿性地收缩，因此不能通过此机制减少门静脉血流。因普萘洛尔对肝及肾血流量有影响，故对 Child C 级患者易引起肾功能损害及诱发肝性脑病。血流动力学检测又可以确定对其无反应的患者，对此类患者应及早改用其他方案。β 受体阻滞剂联合口服硝酸盐类药物、螺内酯等可取得更好的降压效果。其主要降门脉压机制是通过阻断心脏的受体而减少心输出量，阻断内脏血管 $β_2$ 受体，反射性地使内脏血管 α 受体活性增强，内脏动脉收缩门脉压下降；选择性地减少门体侧支循环血流，使胃左静脉内径缩小，血管壁张力降低，减少奇静脉血流量。治疗剂量必须充足。一般从小剂量开始，口服 10～20mg，2 次/d。逐渐增加剂量，每隔 1～3 天增加原剂量的 50%，以减慢原心率的 25% 为宜。最大量可达 320mg/d，用药过程中如无肝性脑病或（和）再出血切勿突然停药，以防门脉压反跳出血。普萘洛尔副作用较少，会出现嗜睡、恶心、头晕、头痛、呼吸困难等，一般不影响治疗，对 Child C 级肝硬化的治疗需慎重，由于此类患者有低的心指数，易引起肝、肾衰竭，对门脉压较高而肝功能较好的患者可长期应用。此类药物的禁忌证是慢性肺部阻塞性疾病、哮喘、心衰、房室传导阻滞、窦性心动过缓、低血压（＜80mmHg）、外周血管疾患、1 型糖尿病曾发生低血糖者。

纳多洛尔是一种新型长效非选择性 β 受体阻滞剂，临床研究较多。其半衰期 17～24 小时，为普萘洛尔的 4～5 倍，作用强 2～4 倍。该药很少在肝内代谢，70% 以原型从尿中排泄，剂量易于掌握。口服 40～120mg/d，依从性好的患者 1 年和 2 年的未再出血率可达 97.3%～100% 和 94.4%。尼普洛尔为新型非选择性 β 受体阻滞剂，兼有硝酸类扩血管药的特点，口服 6mg，2 次/d，可显著降低肝静脉压力梯度。门脉高压鼠血流动力学显示，其全身血流动力学改变与普萘洛尔相似，但降低门脉压和减少门脉血流显著，未增加门脉侧支循环的阻力。喷布洛尔是一种左旋的非选择性 β 受体阻滞剂，可明显降低门脉的灌注指数，对全身及肝内血流无明显影响。

卡维地洛是新型 β 受体阻滞剂，兼有 $α_1$ 受体阻滞剂的特性，其降低肝静脉压力梯度程度和有效的比例远高于普萘洛尔，降血压作用也强于普萘洛尔。需要针对不同患者个性化选择合适的剂量以尽可能地减少副作用，尤其是过低的平均动脉压。2009 年的一项临床随机对照试验认为，12.5mg 是比较适宜的剂量，因为继续增加剂量也不会降低更多的 HVPG，反而会带来更大的风险，口服 12.5mg 的卡维地洛预防首次出血的效果至少与内镜套扎相仿。卡维地洛短期治疗对肾功能无不良影响，但长期作用尚不明确。目前绝大部分文献均认为卡维地洛应避免用于严重的肝硬化患者或腹水患者，防止发生潜在的副作用。此类患者或许可以用更小的剂量，但是仍需进一步的研究。

非选择性 β 受体阻滞剂虽然可以引起 α 肾上腺受体活性，却可以通过阻断心血管系统 $β_1$ 受体减少心输出量，同时阻断 $β_2$ 受体引起外周血管收缩，一项研究表明，在降低相仿心输出量的情况下普萘洛尔比选择性 $β_1$ 受体阻滞剂阿替洛尔多降低 50% 以上的门脉压力，这就清楚地揭示了 $β_2$ 受体的重要性。但是 β 受体阻滞剂的降门脉压力效果可以被门系侧支循环增加的阻力所抵消，这可能是有些肝硬化患者有效阻滞 β 受体却无法降低门脉压力的原因。有研究显示，当应用普萘洛尔使静息心率降低 25%至 55BPM 或舒张压低于 80mmHg 时，只有 37%的肝硬化患者的 HVPG 下降 20%以上，合用长效硝酸盐 5-单硝异山梨酯可以减少增加的门脉阻力，从而使单用普萘洛尔无效的患者降低 HVPG。

虽然目前看来几种非选择性 β 受体阻滞剂的临床效果没有明显差异，但它们的作用机制还是有所不同的，纳多洛尔是非脂溶性的，无肝脏首过效应，更难通过血-脑脊液屏障。在预防首次曲张静脉出血的随机试验中，纳多洛尔治疗所引起的副作用明显少于普萘洛尔。噻吗洛尔由于 $β_2$ 受体作用强于其余二者，可以更多地减少肝硬化患者的内脏血流量。15%～20%的患者有使用非选择性 β 受体阻滞剂的禁忌证，包括充血性心衰、哮喘、心传导阻滞、心动过缓、严重慢性阻塞性肺病、外周血管疾病、1 型糖尿病和支气管痉挛病史等。另外 10%～20%参与 β 受体阻滞剂疗法 RCTs 的肝硬化患者因为严重的副作用而退出试验。副作用包括：抑郁、充血性心衰发展、症状性心动过缓、COPD 加重和一般性的虚弱。有观点认为突然停药有可能会导致曲张静脉出血的发生率升高。

二、扩血管药物

扩血管药物主要有硝酸酯类、钙通道阻滞剂、α 受体阻滞剂、5-羟色胺阻滞剂和血管紧张素转换酶抑制剂等。

（1）硝酸酯类：有机硝酸盐分长效（如异山梨糖醇-5-单硝酸）和短效（如硝酸甘油）两类。有机硝酸盐作用于静脉系统，可引起压力感受器反射，介导内脏血管收缩，降低门脉压，还可减少肝内血管阻力及侧支循环阻力。长期口服可引起耐受，原因尚不清楚。

硝酸甘油作用于血管平滑肌，直接扩张门静脉及侧支循环血管床；松弛肝纤维隔及肝窦前区的肌成纤维细胞，降低肝内血管阻力；因动脉血压下降，由压力受体介导的内脏血管收缩，减少门脉血量，从而降低门脉压。目前主要选择硝酸甘油与血管升压素合用，能提高疗效并减低血管升压素的副作用。硝普钠为强有力的血管扩张剂，可直接扩张小动脉和小静脉，通过降低肝内窦前阻力，或因降低动脉血压，反射性地收缩内脏血管，减少门脉血流量，降低门脉压。硝酸异山梨醇 10mg，3 次/d，门脉压可下降 18%～23%，对肝功能无损害，能减少出血，延长生存期，可长期应用降低门脉压。但也有认为其降门脉压的作用有限。Is-5-Mn 目前文献报道较多，该药为硝酸异山梨酯在肝内去硝基后的活性代谢产物，属新一代长效硝酸制剂。血流动力学研究表明：能显著降低门脉压及侧支循环压力，与硝酸甘油相比无明显差异。口服吸收完全，半衰期 5 小时。其血管活性呈剂量依赖性递增，口服 40mg 降门脉压效果明显优于口服 20mg。对失代偿期的肝硬化能损害肾功能，需慎用。

短效硝酸甘油、长效 5-单硝异山梨酯和异舒吉作为 NO 供体可以诱导血管舒张。肝硬化患者舌下含服硝酸甘油后 2~12 分钟 HVPG 下降。可能有两种机制参与作用机制，减少门脉血流量或诱导门脉侧支舒张。5-单硝异山梨酯由于最少的首过代谢可以作为肝硬化患者的首选长效硝酸盐类药物。Nasa 等发现应用 40mg 5-单硝异山梨酯后 2 小时内 HVPG 下降 18%，但同时动脉压力下降 19%。长期服用 5-单硝异山梨酯可以显著降低 HVPG 而不降低奇静脉或门静脉血流量，说明其作用机制是降低肝内和侧支循环阻力。通过直接测量发现 5-单硝异山梨酯也可以降低曲张静脉压力。5-单硝异山梨酯与普萘洛尔合用可以降低非选择性 β 受体阻滞剂引起的肝内和侧支循环阻力。硝基类血管扩张剂实验证明，硝基类血管扩张剂能通过减少肝内即侧支血管的阻力而降低门脉压和肝静脉楔压，硝酸甘油具有强大的扩张静脉作用，对动脉扩张作用较小，本药口服后几乎完全在肝脏灭活，故必须舌下、静脉或皮下给药，硝酸甘油可以逆转血管升压素对心脏和体循环的有害效应，而能保护甚至增强其对内脏循环，既降低门静脉压的有利效应，并可以借助增加冠状动脉血流量和降低心脏后负荷而改善心脏作用，故常和垂体后叶素联用，可减少相互的并发症，并提高控制 EVB 的疗效。

（2）钙通道阻滞剂：肝硬化后，肝纤维隔内的肌成纤维细胞有收缩功能，可改变肝内阻力，其收缩由 Ca^{2+} 介导。钙通道阻滞剂能阻滞细胞膜上的钙通道。抑制细胞外液钙离子内流，降低细胞内钙离子浓度，影响平滑肌细胞兴奋-收缩耦联，减少引起的兴奋收缩耦联，松弛肌成纤维细胞和血管平滑肌，降低肝内阻力和扩张血管，进而降低肝门脉压。门脉高压鼠实验表明：维拉帕米能显著降低门脉压和平均动脉压，其效果呈剂量依赖性递增，能引起肾血流的下降，增加肾血管阻力。其在降低门脉压的同时，降低血压、心输出量、门静脉血流随剂量而变化。该药的有效性及安全性仅限于有限的剂量范围。个别患者应用维拉帕米后发生肝细胞损害，机制不明。硝苯地平，临床研究该药舌下含化 10mg，短期观察全身血流动力学改变，心输出量减少，周围血管阻力下降，对门脉压无影响。桂利嗪，肝硬化患者服用 50mg，3 次/d，长期服用引起门脉压下降，汉防己甲素，该药对门脉高压鼠血流动力学研究表明：能显著降低门静脉压，改善内脏充血，对门体分流无影响。长期用药，能预防再出血，两年未再出血率 87.9%，显著高于其他离子拮抗剂。汉防己甲素还明显降低血清Ⅲ型前胶原肽含量，抑制甚至可能逆转肝纤维化的作用。有研究者认为尼卡地平，能显著改善肝功能增加肝血流量，对门脉压无影响。

（3）α 受体阻滞剂：肝脏的门脉血管床主要受 α 肾上腺素能特别是 $α_1$ 受体的调节支配，α 受体阻滞剂可改善肝脏的微循环，且有阻断去甲肾上腺素收缩肝静脉和窦后括约肌样装置的作用，降低肝流出道的阻力，减少功能性的梗阻素而降低门脉压力。主要用于临床的有酚妥拉明、哌唑嗪。酚妥拉明为非选择性 α 受体阻滞剂，能显著地扩张肝内血管，降低肝外侧支循环阻力，达到药物性门体分流的目的；尚可改善门脉血流流变学加速肝内血流灌注。哌唑嗪应用宜从小剂量开始，否则易出现"首剂反应"，有报道长期服用可引起水钠潴留。

（4）5-羟色胺阻滞剂：门脉血管还存在 5-羟色胺受体，5-羟色胺能直接收缩门脉血管，并能增强其他内源性血管收缩因子的作用。肝硬化时门脉血管床对 5-羟色胺的敏感性增高，且肝硬化患者 5-羟色胺浓度增高。5-羟色胺阻滞剂能明显降低肠系膜血管和侧支循环的阻力，进而降低门脉压。酮色林能选择性地阻滞 5-羟色胺 α 受体，同时也能拮抗 $α_1$ 受体，但阻滞 5-羟色胺 α 受体作用强。其副作用可诱发肝性脑病。利坦舍林为新型长效 5-羟色胺 α 受体阻滞剂，与 5-羟色胺 α 受体的亲和力甚于酮色林，且无拮抗 $α_1$ 受体的作用。

（5）血管紧张素转换酶抑制剂：通过减少血管紧张素Ⅱ生成，松弛血管平滑肌，舒张血管，降低肝内血管阻力，同时降低血浆醛固醇水平，排钠利尿，减少血浆容量，降低门脉压。不良反应发生少，安全有效。四氯化碳（CCl_4）诱导肝硬化门脉高压大鼠，显示卡托普利可降低门脉阻力和自由门脉压，作用迅速，连续用药后仍能维持降压效果，其机制可能与抑制局部的血管紧张素Ⅰ转变为血管紧张Ⅱ收缩血管有关。

三、联合用药

（1）硝酸甘油类与血管升压素：当血管升压素剂量为 0.4～0.8U/min 时，硝酸甘油 10mg/d 缓慢静脉滴注，可明显提高止血率（达 83%），降低血管升压素的并发症。

（2）硝普钠与血管升压素：硝普钠与血管升压素合用，可明显降低门脉压，而门脉血流量无明显减少，平均动脉压保持不变，减轻了血管升压素的不良血流动力学影响。

（3）酚妥拉明与血管升压素：二者合用可明显降低彼此的副作用，提高疗效。

（4）血管升压素与普萘洛尔：有报道普萘洛尔 5mg 溶于 50%葡萄糖内，缓慢静脉滴注，根据病情 4～6 小时重复 1 次，同时血管升压素持续静脉滴注，可明显提高止血率。

（5）特利加压素与哌唑嗪：联合应用明显降低肝门静脉压力梯度，保持门脉血流不变，但未改变特利加压素对全身血流动力学的影响，其止血效果有待进一步的验证。

（6）生长抑素与硝酸异山梨酯：生长抑素与 Is-5-Mn、硝酸甘油与甲氧氯普胺、普萘洛尔与硝酸甘油、普萘洛尔与硝苯地平、硝苯地平与小剂量异舒吉等合用均有报道可降低门脉压，且明显优于单剂使用。

第四节　急性曲张静脉出血的药物治疗

当发生急性曲张静脉出血时，止血是当务之急，同时又面临着血容量减少及发生休克的可能，此时为减低阻力而扩张血管显然是不合时宜的，应以减少门脉血流为主，既降低了门脉压力，又使血流缓慢利于凝血止血。一般用血管收缩剂或具有内脏血管收缩作用的药物。常用血管升压素、生长抑素，以后者为优，同时可以合用凝血酶等止血药物等一般药物。下面为几种临床治疗的方案。

（1）血管升压素+硝酸甘油：垂体后叶素是经典的降低门静脉压力的药物。至今已有 39 年的历史，该方案在国内应用的最为普遍，是一个经济实用的治疗方案。该药收缩内脏动脉血管，减少门脉分流，降低门脉压和曲张静脉压力，减少食管胃血流。除直接的血管效应外，还通过收缩食管平滑肌降低食管胃血流，增加下食管括约肌的张力，压迫黏膜下血管。用药方法为：VP 起始剂量为 2.75mU/（min·kg），VP 用量超过 0.4U/min 并不增加疗效，但毒性作用却加重。若 VP 对控制出血有效，应连续用几小时后停药，逐渐减量与一次停药无明显差异。不主张给予初剂负荷量，由于此药同时收缩全身血管从而导致门脉阻力增加，可导致全身性的血压升高，心排出量降低，冠状动脉血流量减少，发生心绞痛，甚至心肌梗死，也可引起腹腔内脏缺血性疼痛。此时并用血管扩张剂可使门脉压力进一步下降，并可抵消垂体后叶素对心脑血管的不良反应，从而提高疗效，减少了并发症。常用的有硝酸甘油，每 15～30 分钟舌下含服 0.4～0.6mg 或静脉滴注 10～40 滴/min。垂体后叶素的临时止血效果尚称满意，但必须静脉内持续均匀地给药，停药后多数患者又发生再出血，因此只能用于急性大出血时的临时措施，为其他治疗创造条件。

（2）血管升压素类似物：其优点有耐受性好，不良反应小，无须静脉持续输注及作用时间长等。如特利加压素每次 1～2mg 静脉注射，每 6 小时 1 次，可显著降低门静脉压力和食管及胃底曲张静脉内压力，几乎无垂体后叶素的心、脑血管不良反应，但价格昂贵。

（3）生长抑素类似物：施他宁已被广泛应用于食管及胃底静脉曲张出血，止血有效率70%～90%。用法：首剂250μg静脉注射，继以250μg/h持续滴注，连续24～48小时。奥曲肽（善得定）首剂100μg静脉注射，继以50μg/h静脉滴注，出血控制后改奥曲肽25μg/h，维持3～5天，连续36～48小时，出血停止后逐渐减量。

第五节　肾素-血管紧张素-醛固酮系统在降低门脉高压中的作用

肾素-血管紧张素-醛固酮系统（renin-angiotensin-aldosterone system，RAAS）是参与维持人体内水电解质平衡的重要内分泌系统。肝脏合成并分泌入血的血管紧张素原（angiotensinogen，ATO）经肾素裂解产生血管紧张素Ⅰ（angiotensinⅠ，AngⅠ），AngⅠ在血管紧张素转换酶（angiotensin converting enzyme，ACE）或糜蛋白酶的作用下产生AngⅡ，后者在体内进一步由不同酶类水解为包括醛固酮在内的多种代谢产物。一般认为，AngⅠ对生物体内多数组织和细胞没有活性作用。AngⅡ作为RAAS中的核心激素，通过与特异的受体结合，引发一系列的生理功能。在生理状态下，组织AngⅡ有助于维持血管结构和功能稳定。AngⅡ受体分为AT1R、AT2R、AT4R、AT1-7四种亚型，其中AT1R和AT2R起主要作用。

AngⅡ的主要作用有：①收缩血管。AngⅡ与AT1R结合后，具有很强的收缩血管作用，使血管阻力增加，引起血管平滑肌细胞生长、移行和超氧离子产生，分泌多种细胞因子并合成细胞外基质成分。②调节水盐平衡、保证循环血量、维持血压和减少尿生成。强烈刺激肾上腺皮质球状带细胞合成和释放醛固酮，后者促进远曲小管和集合管重吸收氯化钠及水并排钾；此外，AngⅡ尚可直接刺激近球小管重吸收氯化钠、刺激垂体后叶释放抗利尿激素而增加水的重吸收；引起入球及出球小动脉收缩，导致肾小球血流量减少，滤过系数降低。③作用于交感神经末梢上的血管紧张素受体，使交感神经末梢释放去甲肾上腺素增多。目前研究发现，AngⅡ还可作为一个炎症反应前细胞因子通过激活单核细胞，刺激其他细胞因子、化学因子、黏附分子、活化核转录因子、抑制NO等机制参与机体炎症反应的各个过程。

近来人们在人体多个器官组织如脑、心脏、血管、肾、肾上腺等局部组织内发现了血管紧张素受体，以及组织旁分泌、自分泌、胞内分泌系统。这些局部RAS的基因转录和表达并不依赖于血液循环中的肾素、ACE及ATO，而各为独立的系统。然而实际上，这两个RAS可互为来源，即血浆RAS的产物可进入局部组织，而局部组织RAS的产物也可入血发挥作用。在生理状态下，组织AngⅡ有助于维持血管结构和功能稳定。国内有学者采用大鼠门静脉部分缩窄法建立PH模型后应用RT-PCR方法检测大鼠肝、肾脏局部肾素、ATOmRNA表达，发现肝脏局部肾素、ATOmRNA均显著低于假手术组，而肾脏局部ATOmRNA显著高于假手术组。因此认为肝脏终末产物AngⅡ减少，肝血管床阻力降低，可保证入肝血流量；肾脏局部AngⅡ产生增多可收缩肾动脉减少肾血流量，促进水钠重吸收，增多全身血流量。国内外多项研究表明，静止的肝星状细胞（hepatic stellate cells，HSC）只表达ATO、肾素、ACE，不分泌AngⅡ，而活化后的HSC高表达肾素、ACE、

AT1R 和 Ang Ⅱ等 RAS 的重要成分。此外，Leung 等发现肝 Kuppfer 细胞也可以表达 AT1R，并可能参与肝纤维化调节机制。

血管紧张素受体阻滞剂（angiotensin receptor blockers，ARB）按其作用受体亚型可分为：①选择性 AT1 受体拮抗剂（AT1RA），洛沙坦即属于该类型；②选择性 AT2 受体拮抗剂（AT2RA）。③AT1/AT：双重（平衡型）受体拮抗剂。由于 ARB 目前只有 AT1RA 上市，所以本文所涉及的 ARB 均指 AT1RA。从已临床应用的 ARB 与血管紧张素转换酶抑制剂（angiotensin converting enzyme inhibitor，ACEI）比较可以看出：①ARB 可以阻断由 AT1R 亚型介导的各种功能，其对心脏血管病有益作用强于 ACEI；②ARB 选择性阻滞 AT1R 亚型，不引起缓激肽及 P 物质的积聚，因而由 ACEI 引起的干咳不良反应可明显减少；③ARB 阻滞了 AT1R 亚型介导的生理功能，AT2R 亚型的比例在血浆及组织中会相对增高，则由 AT2R 介导的生理功能可能增强，其影响尚不清楚；④应用 ARB 后血液及组织中的 Ang Ⅱ水平并未减少，但与 AT1R 结合的部分明显减少，而不能与受体结合的 Ang Ⅱ浓度可能增加，对机体的可能影响也待阐明。

大量研究表明，肝硬化患者尤其是处于进展期的患者都伴有高动力循环、RAS 活性增加，血中 Ang Ⅱ水平明显升高，合并腹水者增高更为明显，这可能是对 PH 患者的内脏循环舒张和动脉性低血压的反馈性表现。有证据显示 RAS 活性强度和 PH 的严重程度呈正相关，而且直接灌注 Ang Ⅱ入肝可以通过增加肝血管阻力来提高门脉压力。醛固酮不仅可以通过水钠潴留来增加门脉血流，还可能与诱发炎症和氧自由基生成、血管内皮细胞受损、胰岛素抵抗和肝纤维化等病理生理机制相关。

肝血窦周围细胞肝脏星状细胞（hepatic stellate cells，HSC），位于肝细胞与窦内皮细胞之间，并通过突起与它们紧密接触。突起分为窦间突起（肝细胞间突起）与窦周突起（内皮下突起）。窦周突起围绕肝窦在内膜下延伸，通过类似基底膜的带状物质与肝窦紧密连接。肝脏受损后 HSC 激活收缩导致肝窦狭窄，入肝血流阻力增加，继而门静脉压力上升；另外 HSC 同时可分泌大量的细胞外基质，压迫肝窦，提高门静脉压力。Bataller 等发现 HSC 上存在 AT1R，每个激活的 HSC 上有 19804±630 个 Ang Ⅱ结合位点。实验表明，Ang Ⅱ能剂量依赖性地引起 HSC 内 Ca^{2+} 升高和细胞收缩，细胞面积可减少 8%～23%。这种收缩强度与内皮素-1 大致相等，但弱于精氨酸加压素。HSC 在肝硬化结节中沿窦内皮分布，在纤维间隔中围绕门脉分支分布，它的收缩会带动纤维组织收缩，继而间接或直接影响血管直径，影响门静脉压力。最近有研究发现肝硬化的纤维区内表达 AT1R 的血管和胆管都明显增多，而且肝纤维化的程度与表达 AT1R 的管道数目呈正相关。这表明表达 AT1R 的管道增加与肝纤维化的进展相关，并为 Ang Ⅱ提供了更多的作用位点。因此与正常肝脏相比，硬化肝脏的微循环对 Ang Ⅱ更敏感。由于肝纤维区包含很多门静脉分支以及门静脉-肝动脉旁路的网状结构，纤维区内表达 AT1R 的管道增多就意味着门静脉系统 Ang Ⅱ作用位点增多，可以更有效地提高门静脉系统的收缩阻力，增加门脉压力。因此，应用血管紧张素受体阻滞剂（angiotensin receptor blockers，ARB）不仅可以减少肝内血管阻力，还能通过抑制 HSC 收缩减少器质性阻力，达到降低门脉压力的目的。

从 20 世纪 80 年代起就有科学家应用 ACEI 治疗 PH，但由于干咳、低血压等副作用而未能广泛用于临床。20 世纪 90 年代初期第一种肽类 ARB，肌丙素（saralasin）问世，但由于不能口服、作用时间较短等缺点，很快被临床所淘汰。1994年洛沙坦（losartan）作为第一个非肽类ARB率先在美国上市，主要用于对高血压的治疗。随后更多"sartan"类药物不断涌现，而ARB的应用范围也在逐步扩大。ARB阻断AT1R与AngⅡ的结合，具有口服有效、高亲和力、高选择性（只阻断AT1受体）、高专一性（只影响AngⅡ受体）等优点。由于ARB不抑制ACE，不影响其他激素，尤其是与激肽分解相关的激肽酶Ⅱ活性，因此不会导致与ACEI类似的咳嗽、血管性水肿等不良反应，耐受性好。口服洛沙坦后14%经过肝脏羧化酶P4503A4代谢为活性产物EXP-3174而发挥作用，1小时后血浆浓度达到最高峰，EXP-3174在3小时后达最高峰，长期应用无干咳、无体位性低血压等不良反应。洛沙坦与ATIR竞争性可逆结合，能剂量依赖性地抑制AngⅡ升压作用达95%以上，可以降低心衰患者的全身血管阻力并增加心指数。洛沙坦尚能拮抗AngⅡ对肾入球及出球小动脉的收缩，增加高肾素大白鼠的肾血流量和肾小球滤过率，减少肾近曲小管对水钠的重吸收，增加尿液、尿钠及尿酸的排出。临床已显示了它对高血压、糖尿病合并肾功能减退者的保护作用。

Schneider等以HVPG为标准评价了洛沙坦对门脉高压的影响。结果30例重度（HVPG>20mmHg）和15例轻度（HVPG<20mmHg）门脉高压肝硬化患者。口服洛沙坦25mg/d，4小时和一周后HVPG均明显降低，而动脉压仅有轻度降低，治疗过程中未发现肝肾功能的损害。因此认为治疗门脉高压是安全和有效的，不仅抑制RASS，同时能降低主动脉内皮细胞型一氧化氮合酶蛋白的表达。Yang等应用洛沙坦治疗伴门静脉高压肝硬化的白鼠，经过1周治疗后发现洛沙坦能降低血细胞比容、血浆肾素活性和去甲肾上腺素，降低门脉压力，改善高动力循环状态。2003年的一项临床随机洛沙坦和普萘洛尔的对照试验显示：口服氯沙坦25mg/d 3个月后HVPG显著下降，而肝内阻力越大或HVPG越高的患者受益越多。试验期间没有患者因为低血压等并发症退出试验结果，也未发现体循环血流动力学和肾功能的改变，说明洛沙坦是一种安全可靠的药物，长期应用可以通过减少肝内阻力降低HVPG。近来，Heller等采用结扎胆总管的大鼠肝硬化模型检测了不同剂量[0.5mg/（kg·d），10mg/（kg·d）]洛沙坦对大动脉的α_1肾上腺素受体与甲氧明和AngⅡ活性的影响，以及内脏循环和体循环的血流、血浆中去甲肾上腺素浓度和肾功能的变化。结果表明：大剂量洛沙坦完全抑制了大动脉对AngⅡ的收缩反应，降低了血管阻力和动脉压力，并诱发肾衰；小剂量则只部分抑制大动脉对AngⅡ的收缩反应却提高了对甲氧明的反应，增加内脏和体循环血管阻力，降低血浆中去甲肾上腺素浓度，并在保持肌酐清除率不变同时增多尿钠排泄。结合以前的试验结果，他们认为小剂量洛沙坦通过提高大动脉的α_1肾上腺素受体活性来增加外周阻力血管同时减少肝内阻力，降低交感神经张力，进而降低门脉压力。

然而也有一些研究学者认为洛沙坦（氯沙坦）的降HVPG效果不明显。Gonzale等以有过一次曲张静脉出血的PH患者为样本，分别口服洛沙坦和普萘洛尔6周后检测发现：普萘洛尔降HVPG幅度更大（10%和2%），洛沙坦显著降低MAP（8%和0）；洛沙坦组Child B患者肾小球滤过率（glomerular filtration rate，GFR）显著降低，而普萘洛尔组对肾功能无影响；Tripathi等观察了12例腹水代偿期肝硬化患者口服洛沙坦25mg/d，4周前后的各项指标，发现使用洛沙坦对心输出量、肝血流量、肌酐清除率和尿钠排泄情况，均无显著作用；但可显著降低MAP、升高血浆肾素活性。因此他们认为长期小剂量服用洛沙坦不能明显降低HVPG。这种研究结果的差异一方面可能是受到洛沙坦剂量选择、PH患者类型或动物模型选择以及用药时间长短等偏倚的影响；另一方面也说明洛沙坦真正在临床应用治疗肝硬化及 PH 仍然需要更多不懈的努力。除洛沙坦外，国内外还有一些其他 ARB 在 PH 中的相关研究。依贝沙坦为长效非肽类 ARB，其作用机制是特异性、非竞争性和不可克服拮抗 AT1R。口服后在胃肠道吸收迅速，生物利用度 60%～80%，不受食物影响。血浆蛋白结合率 90%，单次口服 1.5～2.0 小时后血浆浓度达峰值。经肝脏代谢，8 种代谢产物均无明显活性。依贝沙坦主要特点是 AT1R 结合稳定，不易解离。有两项研究发现，口服依贝沙坦 300mg/d 2 个月或 150mg/d 1 周后，虽然同样能降低门静脉高压患者的 HVPG，但全身性不良反应较多，有 12% 或 22% 受试者由于低血压反应而退出试验。缬沙坦作用机制同洛沙坦，首过消除效应使其生物利用率仅为 23%，不经细胞色素 P450 代谢。国内学者在常规保肝治疗方案的基础上加用缬沙坦治疗慢性乙肝、肝硬化，结果发现治疗组血清肾素、Ang Ⅱ 明显上升，醛固酮水平显著下降。由于缬沙坦阻滞了体内的 AT1R，致使循环血中的 Ang Ⅱ 无法与受体结合，同时由于肾小球旁器的 AT1R 也被抑制，消除了 Ang Ⅱ 升高对肾素的反馈性抑制作用，导致 Ang Ⅱ 蓄积，但由于 AT1R 已被抑制，Ang Ⅱ 对肝硬化患者的绝大多数非良性作用诸如收缩血管、增加肝内阻力、促进肝纤维等作用均被阻断；而升高的 Ang Ⅱ 还可以与血管和肝窦内皮细胞上的 AT2R 结合起到保护内皮细胞、扩张血管、改善微循环等保护作用。同时缬沙坦直接阻滞了 Ang Ⅱ 直接刺激肾上腺素皮质分泌醛固酮的作用，因此治疗组的醛固酮下降更明显。醛固酮可以直接促进肝纤维化，促进水钠潴留作用，所以缬沙坦对 RAS 的调控作用对保护肝细胞、延缓慢性肝病进展、降低门脉压力都会产生一定的有益作用。

Girgrah 等为了评价洛沙坦在代偿性肝硬化患者腹水形成前调节体内钠平衡的作用，以代偿性肝硬化患者、健康人各 6 例每天口服洛沙坦 7.5mg 及摄入钠 200mmol，共一周。研究结果表明，代偿性肝硬化患者腹水形成前与健康对照组相比，由于肾小管重吸收钠增加，有轻度肾钠潴留和尿钠排出减少，洛沙坦治疗后可使尿钠排出增加，该作用是通过直接作用于肾小管，使肾小管重吸收钠减少，不影响交感系统和肾血流动力学，而在健康对照组洛沙坦无排钠作用，指出 ARB 可用于延缓或预防肝硬化患者腹水的形成。Helmy 等进一步研究代偿性肝硬化患者（8 例）和失代偿性肝硬化腹水患者（10 例）Ang Ⅱ 在维持外周血管紧张度的作用，8 例健康人作为对照组。结果发现，失代偿肝硬化腹水患者的血浆 Ang Ⅱ 水平明显高于代偿性肝硬化患者，且高于健康对照组；去甲肾上腺素和 Ang Ⅱ 均可引起剂量依赖性前臂血流的减少，但前臂血流对于去甲肾上腺素反应三组相同，对 Ang Ⅱ 的反应肝硬化组低于健康对照组；洛沙坦可增加失代偿性肝硬化腹水患者的前臂血流，而不增加代偿性肝硬化患者和健康对照组的前臂血流。提示 Ang Ⅱ 在维持失代偿肝硬化腹水患者的血管阻力中发挥重要作用。有研究发现，高醛固酮血症在 CCl_4 诱导的肝硬化大鼠腹水的发生机制中起着重要作用。不仅血浆中的醛固酮水平明显升高，肾小管上的醛固酮敏感的顶转运蛋白，同时使噻嗪敏感的 NaCl 联合转运蛋白和 Na^+ 通道的 α 蛋白也显著升高。而 Domenicali 等也发现在 CCl_4 诱导的肝硬化大鼠中发现水钠潴留与肝纤维化以及腹水的产生发展有关。

因此，ARB 用于慢性肝病代偿性肝硬化患者，不仅可以减慢肝纤维化的发展，而且可以延缓或预防肝硬化患者腹水的形成，改善尿钠排泄，降低门脉压力，且对系统和肾脏血流动力学影响很小。但对于血流动力学不稳定、低血容量和 Child C 级的晚期肝硬化患者必须谨慎应用，因为这些患者的 RASS 起着维持血管阻力及血压，以代偿外周血管的扩张的作用。

目前文献认为 RASS 抑制剂可以降低肝功能 Child A 级肝硬化患者的 HVPG。但是为什么 ARB 和 ACEI 对 Child B/C 级患者的降压效果就不明显呢？可能的机制是：ARB 和 ACEI 主要是通过抑制肝脏微循环，尤其是活化的 HSC 上的 AngⅡ受体发挥作用。而肝内的血管收缩因子除了 Ang，还有内皮素、血栓素、白三烯和去甲肾上腺素等因子，它们各自通过不同的途径增加肝内阻力。与此同时，血管舒张阵营中的主力军 NO，却随着肝功能的不断恶化而越发分泌不足。此消彼长之下，肝内阻力就随 Child 分级的上升而增加，调控越发艰难。因此我们可以大胆假设，在早期肝硬化患者的肝脏微循环中血管收缩因子的种类和含量都不多，ARB 仅阻断了 RASS 途径即可显著削弱血管收缩的力量，明显降低肝内阻力。另外还有一种可能是 ARB 可以降低肝纤维化程度，减少肝内阻力，从而降低 HVPG。但是 Child B/C 级患者肝内解剖结构已经明显改变，再延缓肝纤维化进展进程也效果不佳。Schepke 等发现在肾素>900μU/mL 的 Child B/C 级患者要慎重使用 ARB，因为他们发生肾衰和低血压的概率更高，即可能的收益更少，同时危害可能更大。由于对于醛固酮拮抗剂的研究较少，因此其作用更加不明确。

综上所述，人们已经发现 RASS 在 PH 发病机制中起着重要作用，对 ARB 在 PH 中的治疗作用也有所了解。现在关于 AngⅡ在肝细胞的信号传导通路和相关基因的研究已经开展，洛沙坦治疗 PH 的多中心临床试验也正在进行中，我们可以相信在不远的将来 ARB 将会成为人类对付 PH 的另一件利器。

第六节 总结及展望

在过去的 25 年中，非选择性 β 受体阻滞剂作为预防初次曲张静脉出血的一线药物，同时内镜套扎被作为预防再次出血的首选措施。然而只有 1/3 患者可以 HVPG 下降程度>20%或<12mmHg。加用长效血管舒张药，如 5-单硝异山梨酯已经显示可以增加血流动力学反应，对于超过 50%的患者治疗有效。遗憾的是，RCT 的结果还无法得出预防首次曲张静脉出血的有效药物治疗组合。联合疗法预防曲张静脉再出血更有前景但仍需要进一步的研究以确定临床效率。药物治疗联合内镜疗法已经成为急性曲张静脉出血的操作标准。

未解决的问题包括：β 受体阻滞剂在小曲张静脉患者的应用效果评估，曲张静脉患者门脉血流动力学日常监测的作用，联合内镜和药物治疗的适应证。未来研究方向是研制对于无法耐受非选择性 β 受体阻滞剂患者的替代药物和增加非选择性 β 受体阻滞剂效果的血管舒张药物。近来最有希望的药物是肝内循环选择性释放的 NO 前体药物。

下面总结药物治疗门脉高压症曲张静脉出血的几种方案。

1. 治疗急性出血

（1）适用于食管胃静脉曲张出血，急诊内镜治疗术前、中、后的过程。

（2）具体方案：①血管升压素（VP）＋硝酸甘油；②特利加压素；③生长抑素及其类似物奥曲肽（善得定）或 14 肽生长抑素（施他宁）。三个方案可任选其一，可同时加用质子泵抑制剂或 H_2 受体拮抗剂等抑酸药物。

2．预防再出血

急性出血止血后 5～15 天开始应用。

（1）普萘洛尔，10mg，3 次/d，每隔 3～5 天逐渐增量，至静息状态下心率下降 25% 为标准，长期不间断维持治疗 1 年以上（注：出现严重低血压、心率＜55 次/min、肝性脑病等应减量或停药，长期用药不得突然停药）。

（2）5-单硝酸异山梨酯，20mg，2 次/d，口服，数日后可增至 20～40mg，2 次/d，长期不间断维持治疗 1 年以上。

（3）联合方案：如普萘洛尔＋三腔二囊管（硝酸异山梨酯）、纳多洛尔＋单三腔二囊管，都是可使用的方案。

（4）奥曲肽等生长抑素类。

3．预防初次出血

（1）内镜下重度静脉曲张。

（2）内镜超声示食管静脉、奇静脉及胃黏膜下层血管扩张，而从未出血者。具体方案同预防再出血药物治疗。

4．内镜治疗前、中、后的辅助药物治疗

适用于内镜择期治疗再出血患者。

（1）术前 15～30 分钟经静脉注射下列药物之一：奥曲肽 100～200μg、14 肽生长抑素 250μg 或特利加压素 1mg；也可术前口服普萘洛尔 10mg，2～3 次/d，连服 4 天。

（2）术后应继续降门静脉压力治疗。

第七章 内镜套扎-门奇静脉断流联合术

内镜下食管曲张静脉套扎术（EVL）是通过套扎食管内壁曲张静脉造成局部缺血性坏死、急性无菌性炎症、浅溃疡及纤维化造成静脉闭塞。而套扎后发生坏处的部位仅限于食管黏膜与黏膜下，固有肌层及其以外的食管部位不发生类似的改变。

门奇静脉断流术是指以手术（包括腹腔镜手术）阻断门奇静脉间反常血流，以达到预防和控制门静脉高压所引起的食管胃底曲张静脉破裂出血，但并不能使黏膜下曲张静脉消失，只是程度有所减轻。

内镜套扎-门奇静脉断流联合术，即联合上述两种术式，既阻断量食管腔内曲张静脉，又阻断了食管胃底周围静脉丛，彻底地破坏了食管胃底曲张静脉床，有效地阻断量食管壁内、外的分流，以达到闭塞曲张静脉、控制出血的目的。

第一节 联合断流术理论依据

内镜套扎-门奇静脉断流术在患者身上可以在一次住院期间完成，也可以隔数月（异时）之后进行。

一、腔内外联合断流术的解剖生理学基础

贲门周围血管可分为四组，即冠状静脉（又可分为胃支、食管支和高位食管支）、胃短静脉、胃后静脉和左膈下静脉。胃冠状静脉分有三支，即胃支、食管支和高位食管支。

（1）胃支较细，伴行于胃右动脉，紧沿着胃小弯行走，并分出 5～6 支分支进入胃壁。实际上胃支就是胃右静脉，其一端注入门静脉，另一端在贲门下方进入胃底。

（2）食管支较粗，下段伴行于胃左动脉，实际上就是胃左静脉本干，行于腹后壁腹膜后的一段，位于胃胰襞中。胃胰襞是胃左静脉的解剖学标志，该襞是由胃小弯靠近贲门侧至胰腺上缘弧形的后腹壁腹膜皱襞。胃左静脉的一端多在胰体上缘注入脾静脉，另一端在贲门下方和胃支汇合而进入胃底和食管下端胃支和食管支汇合进入胃底的部位多在贲门下方小弯侧 5cm 范围内。

（3）高位食管支，源自胃冠状静脉的凸起部，沿食管下段右后侧向上走行，于贲门上方 3～4cm 或更高处进入食管肌层，并发出数支小分支，垂直进入贲门和食管下段。切开胃胰襞即可显露胃冠状静脉及凸面的高位食管支。异位高位食管支可与高位食管支同时存在，起源于冠状静脉主干，有时直接起源于门静脉左干，距贲门右侧更远，在贲门以上 5cm 或更高处才进入食管肌层。这两支曲张静脉位置深而隐蔽。高位食管支的直径为 15～18cm，偶尔可达 1～2cm，迂曲附着在贲门周围和食管下段。有时胃左静脉也明显扩张，直径可达 2cm 以上，形成静脉瘤。胃冠状静脉及其属支还有多种变异类型。

有研究表明，食管静脉曲张出血主要发生于食管下部和胃底。其原因与其解剖特点有关。有学

者将食管内在静脉的解剖结构分为：上皮内通道（上皮内静脉）、浅静脉丛（表浅静脉丛）、深静脉（黏膜下深静脉）、穿透交通支和外层静脉（外膜静脉）。

Spence 通过研究将标本划为三区：胃底（Ⅰ区）、贲门食管区（Ⅱ区）和食管上部（Ⅲ区），并发现Ⅱ区（胃食管交界处以上 2~5cm）的静脉主要位于黏膜固有层，而Ⅰ、Ⅲ区的静脉主要位于黏膜下层，静脉在各区所占的面积比例以Ⅱ区为最大，并指出Ⅱ区是出血的特定部位。另外，研究还发现食管下段的各层静脉系统与胃的各层相应的静脉系统相联系，各静脉丛之间有穿透交通支连接。

门静脉高压是指门静脉与中心静脉的压力梯度>5mmHg。当这个梯度达到 8~10mmHg 后，上述静脉明显迂曲、扩张。一旦压力梯度增至12mmHg 以上即引起出血。前瞻性研究表明，当食管曲张静脉压力>15mmHg 时，出血的可能性为78%，中南大学湘雅三医院刘浔阳教授、朱晒红教授等研制的无创性食管曲张静脉测压仪能准确地测定食管曲张静脉内压，在临床评估食管曲张静脉出血危险方面有非常重要的应用价值。小的静脉曲张来自浅静脉丛；大的静脉曲张则汇集表浅静脉丛、侧支血管和黏膜下深静脉而成，位于食管胃交界部上方 2~5cm 处；胃底食管下段静脉曲张形成的门静脉反常血流，可经食管外周静脉或胃壁内血管到达胃底和食管下段。胃食管左静脉（冠状静脉）、胃后静脉和胃短静脉反流入食管胃底静脉。戴植本研究发现，门静脉高压时，即使将食管胃底静脉周围血管完全离断后，胃、食管壁黏膜下及肌层内仍有反常血流。这种反常血流量占胃脾区反常血流的 1/8~1/6。由此可见，单纯食管黏膜血管结扎（腔内断流）有其局限性，即未能控制出血或再出血者多与此相关。

二、腔内外联合断流术的临床基础

外科治疗门脉高压症食管静脉曲张破裂出血的方法有分流和断流两大类。分流术中大流量分流虽降压明显但术后肝脏血流灌注减少，脑病发生率高达 70%；低分流量分流又难以达到理想效果，再出血率高。而 Hassab 手术以其不影响肝脏门静脉血供的优点在国内居重要地位，而且被广泛作为首选方式。尽管如此，术后复发出血仍为目前存在的主要问题。究其原因主要是常用的断流术术后仍存在出血的病理基础，有研究表明，Suguria 术后可有半数患者曲张静脉未消失，Hassab 术后60%~80%的患者食管曲张静脉未消失。另外有学者随访断流术后患者发现食管静脉曲张发生率达 100%。本中心也发现单纯腔外断流后食管静脉曲张并未消失，只是程度有所减轻。此外，文献报道 5%~10%的患者采用内镜下硬化剂治疗，疗效不佳以及 5%~10%的患者食管静脉曲张消失而发生胃静脉曲张出血。传统的断流术后再出血率达 24.1%，究其原因主要是术后仍存在出血的病理基础。我们对 Hassab 手术后患者行胃镜检查，发现食管静脉曲张仍均存在，只是程度上较术前减轻。近年来我们也体会到10%的患者在接受内镜下食管静脉套扎（EVL）治疗后，仍不能控制出血，即使暂时止血但复发迅速，其原因可能是腔内断流术未解决腔外门奇分流，故也存在复发出血的病理基础。另外，EVL 治疗对胃内曲张静脉尤其是直径宽达 2cm 以上者技术上有一定困难。因此，采用腔内外联合断流的方法可以取长补短。

三、腔内外联合断流术的优越性

EVL 是通过套扎造成局部缺血性坏死、急性无菌性炎症、浅溃疡及纤维化造成静脉闭塞。而套扎后发生坏死的部位仅限于食管黏膜与黏膜下、固有肌层及其以外的食管部位不发生类似的改变，因此 EVL 能够对黏膜下的血管起到闭塞作用，而不闭塞食管周围静脉、旁静脉以及经固有肌层连接食管内外静脉的穿静脉，术后侧支循环重新建立，从而导致消失的黏膜下曲张静脉复发。门奇静脉断流术治疗虽然行脾切除，胃左静脉结扎及贲门周围血管离断包括高位食管支，可有效地阻断门奇静脉分流，控制曲张静脉出血，但并不能使黏膜下曲张静脉消失，只是程度有所减轻，单纯的腔外断流并不能阻断胃、食管黏膜下与肌层的反向血流，而且贲门周围血管离断后会造成胃远端的静脉压增高，加重这一反向血流，增加黏膜下曲张静脉破裂出血的危险性。而腔内外联合断流术食管黏膜下曲张静脉、周围静脉和旁静脉治疗后均较前有明显变化。这表明腔内外联合断流不同于一般的断流术，它彻底地破坏了食管胃底曲张静脉床，有效地阻断食管壁内、外的静脉分流，以达到闭塞曲张静脉、控制出血的目的。此外，从穿静脉治疗前后显示率的变化也可以看到，联合断流治疗后，穿静脉的显示率明显降低。而单纯的套扎不能完全使穿静脉消失，研究表明穿静脉在血液由食管周围静脉丛流向黏膜下静脉的过程中起通道作用，因此切断穿静脉的引流功能对于防治食管静脉曲张起到重要作用，因此，腔外断流有着腔内断流所不能替代的作用。

联合断流术彻底阻断胃、胃管反常血流，保证了肝脏的向肝血流灌注，有利于肝细胞增生和其功能的改善。既往的研究已表明断流术后肝脏血流较前增多，同时有学者发现单纯 EVL 治疗后 68% 的患者门静脉压力增高。联合断流术克服了分流术后肝血流减少、易出现肝性脑病等缺点。有学者对 Hassab 手术与 Sugiura 联合断流术进行的随机对比研究发现，两组术后血管造影的结果相似。临床资料对比两种术式和远期疗效，无论肝功能、生存率、生活质量，还是累积出血率均无显著差异。

第二节　适应证、禁忌证及并发症

一、腔内外联合断流术的适应证

腔内外联合断流术弥补了 EVL 和断流术各自不足之处，因此凡 EVL 或断流术治疗效果不佳均为联合断流术的适应证：①Hassab 手术或其他断流术后复发出血者；②多次套扎治疗而难以控制出血者；③合并胃底静脉曲张者；④曲张静脉跨过食管胃交界线且宽度超过 2cm 者。

二、禁忌证

其禁忌证包括：①食管狭窄、食管扭曲难以通过胃镜、食管憩室者，或垂危患者；②已用 β 受体阻滞剂治疗且不能中断者；③肝功能 Child 标准的 C 级或中华医学会外科学会标准的Ⅲ级者，经治疗后仍有大量腹水或显著的黄疸或肝性脑病。

三、并发症

1. EVL 治疗后常见并发症

（1）2~3 天均查胸骨后隐约不适、哽噎感。

（2）术中食管曲张静脉大出血：可能由于单环套扎使用的口咽外套管插入食管的中段，使曲张静脉受压，致使静脉回流受阻，使已经高压的静脉内压力进一步增高，导致静脉破裂出血；套扎圈松脱等原因也可导致大出血。此时要找到确切的出血部位十分困难，可以快速盲目套扎，自食管胃交界处，向上盲目套扎，往往只要牢固套扎 2～3 个部位，由于黏膜的紧缩压迫，或某些血管血流阻断，出血往往很快停止。若此法难以奏效，甚至很快出现变化不稳定的情况，应立即停止手术，放置事先准备的三腔二囊管。

(3) 食管黏膜、黏膜下的损伤和食管穿孔：一旦出现食管黏膜下损伤，甚至食管穿孔，继续放置或推进外套管会受阻，患者会诉咽部痛或胸痛，有此情况应迅速停止插入外套管，行内镜检查，必要时行对比剂食管造影，进一步证实；禁食、输液和抗生素治疗，并严密观察。

(4) 门脉高压性胃病加重和溃疡形成：内镜下套扎后，引起局部黏膜缺血坏死，合并感染，导致溃疡形成，门脉高压性胃病加重甚至再发出血。

2. 断流术后常见并发症

(1) 腹腔内出血：为术后 24 小时最常见的并发症。主要原因：胃大弯侧胃短血管结扎线脱落或脾床渗血。临床表现为腹腔引流管有大量不凝固血液和失血性休克。如为活动性出血需再次手术止血。

(2) 膈下感染：多见手术后一周。临床表现为持续高热，白细胞升高，B 超、CT 示左膈下低密度病变，B 超引导下的脓肿穿刺引流应为首选治疗方法。

(3) 术后再出血：断流不彻底或门静脉高压性胃病可导致早期术后再出血，可采用生长抑素和奥美拉唑治疗。

(4) 胃排空障碍：断流时损伤迷走神经主干，术后发生胃排空障碍。胃肠减压、肠外营养和胃镜治疗可恢复胃排空功能。

除此之外，还有肝功能损害如黄疸加深、腹水、胸腔积液等。总之，术前正确处理和技术上熟练可大大减少这些并发症。

第三节　方法、技术和临床结果

一、手术方法和技术

腔内外联合断流术包括两部分：①腔内断流采用内镜下食管静脉结扎（EVL）；②腔外断流采用 Hassab 手术在技术上加以改进，方法如下所述。

腔外断流手术步骤：

(1) 切口及显露：宜取左肋缘下 L 形切口，自剑突至腋中线，使用吊式拉钩可充分显露左膈下。

(2) 测定门静脉压力，取胃网膜静脉，置入细塑料管，从测压管上读出由腰椎前缘至腋平面的高度，即门静脉压力。手术结束时再次测压予以对比。

(3) 脾切除术：沿胃大弯向上游离胃脾韧带，直到胃体完全游离，同时结扎切断所有的胃短静脉。分离结扎脾动脉，游离脾结肠、脾肾韧带，切除脾脏，缝扎和结扎脾蒂，连续缝合脾床止血。脾切除后可减少门静脉血源的 20%～40%。

(4) 胃底内翻缝合：将大弯侧浆肌层连同胃短血管残端一起内翻缝合，以防术后胃胀气而致线结滑脱。

（5）离断胃冠状静脉：①切断结扎胃大弯侧近端网膜上的血管；②离断胃冠状静脉的胃支；③离断胃冠状静脉的食管支，切开肝胃韧带，将胃小弯拉向下方即可显露胃胰襞，切开胃胰襞可显露胃左静脉，直径 0.15~0.18cm，重度静脉曲张者可达 1~2cm，形成血管瘤；④离断胃冠状静脉的高位食管支，有时还有异位高位食管支存在，食管旁也有数支食管旁静脉垂直进入食管肌层。

（6）离断胃后静脉：将胃体部大弯侧向右上方翻开，结扎、切断从胃底壁走向脾静脉的胃后静脉。结扎胃后静脉和结扎高位食管支一样是断流术是否彻底的关键之一。

（7）结扎离断左膈下静脉：将胃体向下牵拉，显露胃膈韧带。以右手示指从胃大弯向胃底钝性分离胃膈韧带中的疏松组织，结扎切断其前浆膜层，即可找到左膈下静脉。

（8）胃大、小弯浆膜化：创面的浆膜化可预防出血，避免胃及食管瘘，还可阻止胃底贲门区侧支循环形成。

（9）于肝前区取楔形组织一块，送病理检查。

（10）左膈下放置一引流管，于上上腹另做切口引出，分层关腹。

附：腹腔镜下贲门周围血管离断术手术步骤。

随着腹腔镜手术技术成熟及新的手术器械如超声刀、结扎速和切割吻合器的使用，使应用腹腔镜微创技术处理门静脉高压症成为可能。

器械准备：腹腔镜主机 1 套，30°腹腔镜 1 根，超声刀 1 台配弯型分离器刀头，相应穿刺套管，五爪拉钩 1 只，分离钳、抓钳及施夹器各 1 把，吸引器 1 台，圈套器和侧-侧吻合器等。

（一）手术步骤

（1）取头高足低右侧倾斜仰卧位。使用 5mm 套管 1 个、10mm 套管 2 个、12mm 套管 1 个，分别置于剑突下，脐右上缘、左锁骨中线脾下缘和左腋中线脾下缘呈弧形分布。剑突下及左腋中线脾下缘处套管为辅助操作孔，剑突下套管插入五爪拉钩负责暴露术野。脐右上缘套管主要用于放置腹腔镜，左锁骨中线脾下缘处套管为主要操作孔。

（2）腹腔穿刺后注入 CO_2 气体建立气腹，用超声刀自胃大弯侧中上部分离脾胃韧带，显露脾门。在近脾门处分离出脾动脉，丝线结扎，此时脾脏缩小，被膜损害的大出血可能性减少。沿脾结肠韧带近脾侧分离出脾脏下极、后腹膜以及脾脏上级，使脾脏充分游离。

（3）应用血管自动吻合器将脾蒂的主要血管一次性夹闭切断，也可以应用中、大号以上钛夹夹闭后切断。为避免自动吻合器或钛夹钳夹过厚组织而使血管滑脱，钳夹前应尽量把脾蒂外脂肪组织分离干净。

（4）切断脾蒂后，将左上腹穿刺孔扩张成 18~20cm，由孔内置入塑料回收袋，袋口两侧由剑突下及腋中线处的钳子抓牢后撑开，以有钩持物钳将脾放入袋内。袋口拖出腹壁外，用卵圆钳将脾脏夹碎后分块取出。如脾脏巨大，也可以在左下腹做一小切口取出脾脏。重新置入套管，封闭扩大的切口，也可以在断流术结束后再取出脾脏。

（5）切除脾脏后，患者改为头高足低仰卧位。于患者左上腹再置入一 10mm 套管。紧靠胃壁和贲门用超声刀或结扎速离断胃底后壁周围的曲张血管至贲门，离断胃底与左膈肌角之间的组织和曲张血管。

（6）解剖和分离肝胃韧带，胃冠状静脉的胃支、食管支以及高位食管支，两端上钛夹后用超声刀切断，或用结扎速直接切断。彻底离断胃近端、贲门和食管下段 6~8cm 以上范围内的所有曲张血管。

（7）操作完毕后，复查术野，观察有无活动性出血和周围脏器的损伤。如果没有活动性出血及周围脏器的损伤，于脾窝放置引流管，排出气体取出穿刺套管，缝合穿刺孔。

（二）术中注意事项

（1）分离脾周韧带时应尽量靠近脾侧，以免损伤胃底、结肠等邻近器官。对脾周韧带的游离一般不采用钝性分离的方法，要用超声刀或结扎速进行分离切断。

（2）腹腔镜脾切除的关键是脾蒂主血管的处理，应予以足够的重视，像开腹巨脾切除手术一样，断脾前尽可能先结扎脾动脉，以减少术中出血。

（3）术中发现脾脏粘连严重、巨脾切除困难或术中出现大出血而腹腔镜无法迅速止血的情况下，应及时中转开腹手术。

（4）在进行贲门周围及食管下段去血管化时，尤其是在其右侧必须紧贴贲门及胃壁操作，注意保护食管旁静脉丛。

腹腔镜贲门周围血管离断术是非常复杂的腹腔镜手术，需要有很丰富的腹腔镜手术经验，对手术器械的要求也很高。除常规的腹腔镜手术器械和设备外，还要有超声刀、结扎速和切割吻合器等。此手术具有疗效确定、对机体影响小、并发症少和术后恢复快等优点，为临床处理肝硬化、门静脉高压症提供了一种新的选择。

二、临床结果

（1）某医院曾于 1993 年 1 月至 1998 年 5 月采用 EVL 和 Hassab 手术，按内外联合断流的方法治疗肝硬化门静脉高压症食管胃底静脉曲张出血 20 例，疗效满意。

一般资料：本组病例中，男性 15 例，女性 5 例，年龄 27~72 岁。本组病例均有呕血、黑便史，出血次数 1~5 次不等，术前经胃镜检查确定有食管静脉曲张中、重度。病检证实肝炎后肝硬化 15 例，血吸虫性肝硬化 3 例，2 例未做病检。肝功能 Child-Pugh 分级法属 A 级 5 例、B 级 9 例、C 级 6 例。

治疗时机：①急诊联合断流，本组共计 10 例，其中 5 例为本科 EVL 治疗出血未控制而行急诊 Hassab 手术者；其余 5 例为在外院行断流术后围术期再出血者（其中 2 例经胸断流术），再出血时间为术后 4~25 天，均接受急诊 EVL 治疗。②择期腔内外断流，本组也是 10 例，均在 Hassab 手术前接受 EVL1~2 次，Hassab 手术后 2~4 周再行 EVL 治疗，直至曲张静脉基本消失。

结果：①本组病例经腔内外联合断流术治疗后出血及时停止。②本组病例在联合断流术中接受 EVL 治疗 62 次，384 处曲张静脉结扎治疗。③腔内外联合断流并发症一般均有胸骨后不适和哽噎感，数天后消失。此外，本组有膈下感染 3 例和胸腔积液 1 例，均自行吸收；术后腹水 4 例，经治疗后控制。无肝性脑病及死亡病例。④术后随访 0.5~5 年，未见复发出血者。

（2）腔内外联合断流对门静脉高压症患者食管下段腔内外静脉的影响。自 2000 年 7 月至 2005 年 1 月，本中心对收治的乙型肝炎肝硬化门静脉高压患者中的 142 例进行了研究，所有患者均经病史、体格检查、生化检查、超声和内镜检查确诊。其中 106 例有上消化道出血史。按照患者入院后治疗方式的不同分为内镜结扎组（54 例）、结扎联合部分脾栓塞组（34 例）、脾切除加贲门周围血管离断术组（断流组，23 例）、腔内外联合断流组（31 例）。4 组患者的年龄、病程、食管静脉曲张程度等差异均无统计学意义。

治疗方法：

1）内镜结扎组自胃食管连接处（Z 线）起向上 5～6cm 范围内的黏膜下曲张静脉密集结扎，每次结扎 6～12 个点，每 2 周结扎 1 次，直至曲张静脉消失为止。

2）结扎联合部分脾栓塞组于首次内镜下食管静脉曲张结扎（EVL）止血成功后 1 周，按 Seldinger 法实施部分脾栓塞（PSE），做选择性脾动脉插管和造影，观察脾脏的大小和血管分布情况，尽可能将导管深入脾动脉远端，通过导管将浸泡抗生素的吸收性明胶海绵颗粒（1～2mm³）注入脾动脉，以栓塞脾动脉的分支，根据手术前后脾动脉造影片所见脾投照面积之差和术后 CT 显示，计算脾栓塞面积，本组栓塞面积为 40%～60%。

3）断流手术组行脾切除＋贲门食管下段周围血管离断，食管游离（6～8cm）。

4）腔内外联合断流组则先行 EVL，再行脾切除加断流手术。

检测方法：所有患者均于治疗前和治疗后的出院前 1 周行内镜及微探头超声检查，并随访追踪曲张静脉的复发和再出血情况。受检者在检查前均空腹禁食 8～12 小时。先行常规胃镜检查，然后行微探头超声检查，对自胃食管连接处（Z 线）向上 5cm 的食管下段进行连续扫查。观察并记录以下静脉内径分级：①食管黏膜下静脉内径，Ⅰ级为内径<5mm，Ⅱ级为内径 5～7mm，Ⅲ级为内径>7mm。②食管周围静脉内径，轻度为稀疏分布或无，最大内径<2mm；重度为密集分布呈蜂窝状，最大内径≥2mm。③食管旁静脉内径分级，轻度为内径<5mm；重度为内径≥5mm。④穿静脉的有无及部位。

结果：

1）术后并发症及死亡情况：内镜结扎组死亡 6 例，其中 2 例肝癌合并门静脉瘤栓，患者死于未能控制的再出血，4 例死于肝功能衰竭；结扎联合部分脾栓塞组无死亡病例；断流组死亡 2 例，其中 1 例术后 3 天死于腹腔内出血，1 例死于术后肝功能衰竭；腔内外联合断流组死亡 2 例，其中 1 例死于术后严重的腹腔内感染，1 例死于术后肝功能衰竭。除断流组 1 例（腹腔内出血死亡）的肝功能为 Child B 级外，其余死亡病例均为 Child C 级。除再出血外，在近期并发症内镜结扎组和结扎联合部分脾栓塞组仅 1 例，而断流组和腔内外联合断流组分别为 9 例和 6 例，显著低于断流组（χ^2=11.2，P≤0.01）和腔内外联合断流组（χ^2=10.37，P≤0.01）。

2）食管黏膜下静脉、食管周围静脉、旁静脉和穿静脉的变化：142 例患者穿静脉的显示率在治疗前均较高；内镜结扎组及结扎联合部分脾栓塞组治疗后与治疗前比较，差异无统计学意义，而断流组与腔内外联合断流组显著下降。治疗前声像图上可见食管黏膜下曲张静脉成串、成团凸向管腔，食管周围则可见曲张静脉丛呈蜂窝状；治疗后 4 组患者的超声表现各有不同，内镜结扎组和结扎联合部分脾栓塞组表现为黏膜及黏膜下层增厚，回声增强，表面不光滑，其内探不到静脉的无回声区，而食管周围可探及相互交通无回声区；断流组表现为黏膜下可见凸向食管腔内的无回声区，食管周围则未见或仅见少数散在分布的细小无回声区；腔内外联合断流组表现为黏膜下、食管周围呈蜂窝状的无回声区消失或仅有细小的无回声区，黏膜及黏膜下层增厚，回声增强。

3）随访结果：在132例存活出院的患者中，随访率为90%（失访13例），随访时间6个月至1年，其中内镜结扎组48例，死亡3例（肝癌），再发出血5例（10%）；结扎联合部分脾栓塞组27例，死亡5例（死于肝功能衰竭），再发出血3例（11%）；断流组21例，死亡1例（死于肝功能衰竭），再发出血2例（9%）；腔内外联合断流组23例，死亡1例（死于肝癌），无再发出血。腔内外联合断流组再出血率（0）低于其他3组。

腔内外联合断流组的变化最为显著，壁内静脉丛与壁外静脉丛均有明显变化。表明腔内外联合断流不同于一般的断流术，它彻底破坏了食管胃底曲张静脉床，有效地阻断食管壁内外的分流。此外，从穿静脉治疗前后显示率的变化也可以看到，只有腔外断流才能使穿静脉消失，而穿静脉在血液由食管周围静脉丛流向黏膜下静脉的过程中起通道作用。短期的随访结果表明，腔内外联合断流组患者的曲张静脉复发率和程度均较低，说明通过彻底的断流，减少了食管胃周的反常血流，使短期内曲张静脉复发降低。

第八章　内镜套扎-部分脾栓塞联合治疗

第一节　概论

肝硬化门脉高压症的三大并发症中食管静脉曲张出血和脾大脾功能亢进一直都是治疗上的难点，食管静脉曲张破裂出血一直都是患者生命的最大威胁。首次出血的病死率可达40%～60%，近年来由于各种治疗技术的进步，降至现在的20%左右。根据出血处理与预防的两级策略，内镜治疗方法对于治疗食管胃底静脉曲张具有重要地位，方法包括内镜套扎、内镜硬化剂注射，内镜组织黏合剂注射、内镜激光治疗等，这些以内镜为主的治疗手段成为两级预防的主要内容。

我们从1991年在国内开始率先对肝硬化门脉高压症患者应用内镜下食管静脉曲张套扎术，取得了满意的疗效，并对其优缺点做了系统的研究和归纳，认为这一技术相对其他内镜治疗方式具有明显的优点，值得推广。

肝硬化门脉高压症的另一主要临床表现之一是脾功能亢进，包括脾大和全血细胞减少。有学者认为，脾大可以导致门静脉血流增加，切除脾脏之后，能减少40%的门静脉血流。从这些方面看来，切除肿大的脾脏可以解决脾亢和降低门脉压力，从而在一定程度上缓解了食管胃底静脉曲张出血的风险。但实际情况并非如此，学术界对于门脉高压症的脾大脾功能亢进是否需要行脾切除手术一直都有争议，持反对意见的学者也提出不同的看法，包括：①脾脏并不是个无用器官，它具有免疫功能，即使肝硬化和门脉高压引起脾脏的病理和功能变化，但仍然与病理脾相区别；②脾脏是人体重要的免疫器官，参与细胞免疫和体液免疫，由于脾切除所导致的术后暴发性严重感染虽然罕见，但一旦发生，其诊断和治疗极为棘手，死亡率颇高。

针对这种情况，学者们创造出各种保脾手术，在降低脾功能亢进时又保留了脾脏的免疫功能。如脾脏部分切除术、脾移植术和脾动脉结扎术等术式。这些术式毫无疑问都需要开腹手术，近年来兴起的腹腔镜脾切除术被认为是脾切除术的微创术式，但对于门脉高压症的脾大甚至巨脾就遇到了不少困难，因为过大的脾脏和脾周大量开放的侧支循环导致了手术操作上的困难和止血的失败，而根据大量文献报道，术中出血是腹腔镜脾脏切除术中转开腹的主要原因。Terrosu研究60例腹腔镜脾切除手术，认为2000g以下和脾脏长径在23cm以下是腔镜手术的极限，另一项研究建议超过1000g和长径超过20cm的脾大，最好采用开腹手术。1994年报道了第一例腹腔镜部分脾切除术，后续的报道证实这种术式尽管有一些并发症，但仍不失为一种可行术式。而针对门脉高压症脾肿大的腹腔镜部分脾切除术，目前尚未见成功报道。

1973年，Maddison首次运用动脉置管术经股动脉插管脾动脉栓塞全脾，试图用这种方法致使脾脏发生梗死治疗脾功能亢进。但患者因术后发生脾脓肿而死亡。由于全脾栓塞术容易导致脾脓肿等严重并发症，死亡率高，故这种方法未能推广。1979年，Spigos对这种方法进行了改进，对13例患者进行部分脾栓塞，栓塞面积达60%～90%，围术期抗炎，控制腹痛、发热等症状，取得成功。就 30 余年的应用经验，部分脾动脉栓塞术（partial splenic embolization，PSE）通过梗死部分脾实质，降低脾脏血流，减少脾脏对血液细胞的破坏，一般具有脾切除指征者都可以采用。目前，PSE 在很多方面都得到了应用，如脾外伤、门脉高压症脾亢、肝癌、血液病脾亢、肝移植术后、艾滋病等。实践证明，PSE 是一种微创、有效的治疗方法，而且还可以重复使用。这些优点使得 PSE 的应用前景十分乐观，1981 年，Gerlock 等提出：PSE 是替代脾切除术的一项有效方法。后来，Shah R 和 Mozes MF 也提出了同样的观点。他们认为 PSE 在达到治疗目的的同时又保存了脾脏的免疫功能，与脾切除术或部分脾切除术相比较为安全，尽管可能出现脾脓肿、腹膜炎、疼痛、发热等并发症和一定复发率，但就 PSE 这个微创介入手术常规手术两种治疗方式看来，PSE 尚不如手术那样成熟，毕竟应用时间远不如手术长久，PSE 中也存在问题，需要进一步研究和实践。

从两种治疗方式的原理来看，套扎术能消除曲张的食管曲张静脉，但对门脉高压和脾功能亢进并无改善，而脾部分切除术或脾动脉栓塞术能够减少脾脏血流，降低门静脉压力，缓解食管静脉曲张复发，减少患者套扎次数，同时又能保留脾脏功能。1998 年，我们率先提出将套扎术与脾动脉部分栓塞术联合治疗门脉高压症，并对此研究了近 200 例的患者使用情况，研究结果证实，相对单一套扎术，套扎次数降低，复发出血率降低。

第二节 适应证、禁忌证与围术期处理

一、适应证

凡门静脉高压症食管静脉曲张破裂出血同时合并脾大脾功能亢进的患者原则上均可进行该联合治疗，尤其严重脾功能亢进有手术指征者更为适宜。

二、禁忌证

脓毒血症或原发性腹膜炎为绝对禁忌证。巨脾、严重黄疸、大量腹水、凝血时间延长等肝功能为 Child-C 级时应视为禁忌证，因其在行部分脾动脉栓塞术后将导致肝功能衰竭和脾脓肿等严重并发症而死亡率较高。

就这两种治疗方法来说，套扎术指征相对较宽松，患者发生急性大出血甚至为肝功能衰竭终末期，仍是一个相对较小侵袭性、有希望挽救生命的微创治疗措施。而部分脾动脉栓塞术则需要足够充分的术前准备和严密的术后监护治疗，且有一定的术后并发症发生率，因此指征较为严格。

三、围术期处理

脾栓塞术前加强护肝治疗和支持治疗，纠正低蛋白血症，改善营养状况和肝功能。

术前常规检查，评估肝肾功能、心肺功能，检查外周血象（尤其是白细胞和血小板计数），必要时可行骨髓穿刺检查，评估骨髓造血功能。

脾栓塞术前常规按大肠手术进行肠道准备，口服泻剂和肠道抗生素清洁肠道，减少术后肠道菌群移位，减少脾脓肿发生概率。

术前行肝脾 CTA 检查，评价肝脾实质有无异常病灶，门脉系统有无门静脉海绵样变、门静脉栓子等。

第三节 操作方法与术后处理

一、内镜套扎和部分脾栓塞术治疗时机的安排

根据患者的具体病情，酌情选择治疗时机。曲张静脉急性出血时应先行内镜套扎控制出血后，循环平稳，患者基本恢复日常状况后再行部分脾栓塞术。非急性出血患者，这两种治疗措施并无严格先后顺序，由医生酌情考虑。但对于具有高度出血风险的患者，如内镜显示静脉曲张直径>5mm，伴有红斑征、血泡征，曲张静脉呈串珠或结节状者，穿刺或贴壁测压>20mmHg 者，建议先行套扎术，再行部分脾栓塞术。

二、术前准备

患者术前 3 日口服广谱抗生素和缓泻剂，并于术前晨清洁洗肠，抑制肠道菌群，减少发生肠道菌群移位；术前 20 分钟可给予镇静、镇痛药物使患者平静。药物准备：2%利多卡因、肝素盐水、头孢三代抗生素、造影剂、吸收性明胶海绵颗粒等，吸收性明胶海绵剪成 1mm 大小，用抗生素盐水浸泡。器械准备：手术器械、大型数字血管造影机、电动注射机、4F～5F 脾动脉导管或 Cobra 导管、导丝、导管鞘等，所有进入血管的器械均需要使用肝素盐水冲洗。

（1）Seldinger 技术穿刺股动脉，注入肝素盐水，插入导管鞘。

（2）经导管鞘送入 4F～5F 导管，至腹腔干开口，向导管鞘内插入导丝，在导丝的帮助下将导管送入脾动脉。注入造影剂，动脉期可以观察脾动脉脾脏内分支的走行和分布，静脉期还可显示门静脉及其属支。

（3）继续插入导管至脾门附近，也可以分别探入至脾动脉的一支或两支分支后进行栓塞。栓塞物主要为吸收性明胶海绵颗粒（1mm×1mm×1mm）或吸收性明胶海绵条（10mm×2mm×2mm）。在透视下，经导管尾端将混有吸收性明胶海绵颗粒的造影剂注入，估计脾栓塞面积达到 50%～60%时停止栓塞。一般建议不要超过 70%，超过此面积后将会导致术后并发症如脾脓肿发生概率显著增加，而不足 50%则纠正脾亢症状不理想。

（4）复查脾动脉造影，了解脾动脉栓塞情况，与栓塞前造影对比，估计其栓塞面积。

（5）注意事项：术中插管时导管头端应尽量避开脾动脉主干沿途的分支如胰背动脉、胰大动脉。注入栓塞颗粒速度勿过快，以防止反流。尽量避免栓塞颗粒栓塞脾动脉主干。由于目前尚缺乏术中判断脾栓塞面积的精确方法，因此，往往靠术者个人经验来判断。按照医生经验，注入吸收性明胶海绵颗粒时，见脾动脉二级分支大部分消失或者一级分支血流稍有减慢，则脾栓塞面积在 50%以上。若要避免较大面积栓塞，也可以采用多次少量的脾栓塞方法，即首次栓塞 30%～40%，其后 3～4 个月再栓塞 30%～40%。此外，由于脾动脉栓塞后将发生脾实质缺血性梗死，梗死灶极有可能因为肠道菌群的移位发生脓肿，因此欲栓塞的脾动脉以选取脾脏中下分支为宜，尽量避免栓塞脾脏上极分支，可减少由于脾脏上极的梗死而引起胸腔积液或感染的概率。

（6）取出导管和导丝，用 5-0 血管缝线缝合股动脉，注意使用肝素盐水避免动脉血管内产生血凝块，然后丝线缝合皮下和皮肤，加压包扎。

三、术后处理

（1）术后卧床制动 12～24 小时，并压迫股动脉穿刺处防止发生血肿。

（2）术后一般会出现左上腹疼痛、发热，持续 1～2 周，可以使用物理降温，口服或者肌注镇静药或止痛药物，如苯巴比妥、哌替啶等，术后还需要加强护肝、营养支持等治疗。

（3）术后抗生素的使用，由于 PSE 使脾脏发生梗死，容易发生脾脓肿、肺部感染、胸腔积液、腹膜炎，所以，术后抗生素的使用十分必要。一般优先选择广谱、抗革兰阴性菌的头孢三代抗生素和抗厌氧菌药物，要足量足疗程。

（4）术后 2 周复查 CT，了解 PSE 面积。

第四节 疗效评估与并发症

一、疗效评估

对肝硬化门脉高压症迄今尚无理想的根治方法。虽然包括分流和断流手术在内的外科手术能有效控制出血，但对肝硬化门脉高压症尤其是肝功能较差和（或）急性出血者，并发症率较高，故此类手术仍属于危险的侵袭性手术。手术治疗应限于内镜和药物治疗失败或未能控制出血的情况。目前 80% 以上的门脉高压症患者出血采用以内镜和药物治疗为主的非手术方法。

内镜套扎具有止血效果确切、操作简单安全、并发症少等优点。近 20 年来已经被广泛应用于食管静脉曲张出血的治疗。然而该方法疗程长，在曲张静脉完全闭塞之前，近期再出血率高达 15%～36%，单用套扎法对脾功能亢进脾大并无治疗作用。部分脾动脉栓塞术是治疗门静脉高压症脾功能亢进有效的介入治疗方法。1973 年 Maddison 首次报道一例门静脉高压症伴脾功能亢进患者用自体血凝块进行脾动脉栓塞术获得成功。1979 年 Spigos 对脾动脉栓塞术进行改进，采用部分脾动脉栓塞获得成功。他通过梗死部分脾脏实质改善脾功能亢进，同时保留 30% 以上有正常血供的脾实质，故可维持脾脏的正常免疫功能，且并发症较全脾栓塞术大为减少，被认为是替代外科脾切除术手术的安全有效办法。

1998 年，有学者根据内镜套扎术和部分脾动脉栓塞术各自的治疗原理，提出将两者相结合治疗门脉高压症这一新的治疗方案，并对 56 例患者进行了初步研究，外周血白细胞由平均 3.1×10^9/L 升至 7.4×10^9/L，血小板由 45×10^9/L 升至 122×10^9/L。经过 2～3 次重复套扎术，曲张静脉根除率达 96%，复发出血率为 5.4%，较单一套扎术更快获得曲张静脉闭塞且复发出血率较低。一方面可能因为部分脾动脉栓塞术缩小脾脏、减少门静脉回流，有一定的降门脉压力作用；另一方面可能与栓塞后肝动脉供血增加有利于肝功能改善有关。1999 年，日本学者 Taniai N 将此方法对 89 例患者进行研究，共分为三组，联合治疗组和套扎术、部分脾动脉栓塞术单一治疗组，也获得相似结果。2006 年，刘波等研究联合治疗后的血流变化，发现术后血流动力学提示门静脉直径无显著变化，但向肝血流速度减慢，门静脉压力降低。作者测量，术后门静脉血流速度从术前 15.10cm/s 降低为 13.92cm/s，血流量从 0.98L/min 减少为 0.72L/min。有学者测量了 PSE 前后门静脉压力的差异，术前门静脉主干、脾静脉和肠系膜上静脉压力为 51cmH$_2$O、55cmH$_2$O、51cmH$_2$O，术后降低为 42cmH$_2$O、42cmH$_2$O、43cmH$_2$O。

部分脾栓塞术中即可发现肝静脉楔压明显下降10cmH$_2$O。术后脾血流量减少，而肝动脉和肠系膜上动脉血流代偿性增加，因此，术后肝功能有可能得以改善。脾脏缩小多在 2~3 个月以后，一般认为，PSE 栓塞过少疗效欠满意，复发概率增加，而栓塞过多则增加并发症发生概率。

多数学者观察到 PSE 后患者肝功能有所改善，Child 分级上升，究其原因，可能是因为脾静脉血液回流减少、肠系膜上静脉血液回流相对增多所致，同时，脾动脉血流减少使得肝动脉血流增加。对 PSE 患者的随访发现，PSE 后，门静脉压力降低，肝功能得以改善，腹水的症状也得到改善。但是，在 PSF 术后早期，由于脾脏炎症的存在，腹水并未发现减少。

二、并发症

与套扎术相关的并发症较少，主要症状表现为术后出现胸骨后压缩样疼痛，一般 2~5 天后即可缓解，症状以首次套扎患者较为明显，一般无须特殊处理，个别不能耐受患者，可予以心痛定治疗。但需要警惕胶圈脱落时再发出血，一般在术后一周左右，较少见。部分脾动脉栓塞术虽较脾切除手术相对简单安全，但若病例选择不当、术前准备不充分或栓塞面积过大，也可出现较严重的并发症。

部分脾动脉栓塞术后综合征，几乎全部患者在术后均会出现38~39℃发热和左上腹疼痛，系脾实质缺血梗死和被膜紧张所致，其程度和持续时间与栓塞面积有关。多为中度发热，持续 1~2 周后可缓解。Takahisa 研究 17 名 PSE 患者，平均发热天数为 36.76 天，但是其中有 2 名发生了严重并发症如脾脓肿、弥漫性腹膜炎和肝功能衰竭等，发热持续时间最长者为 168 天。其余 15 名患者发热持续平均时间为 14.73 天。在 17 名患者中，持续 15 天以上者为 29.4%。左上腹疼痛为持续性钝痛或者胀痛，可放射至背部，较明显腹痛一般持续仅 1~2 天，Takahisa 报道平均疼痛时间为 6 天。可予以口服非甾体类抗炎药。

左侧胸腔积液或合并肺不张，由于脾脏栓塞后发生炎症，刺激膈肌以及左侧胸腔，发生反应性积液。其发生的条件与脾脓肿相似。Spigos 等报道 13 例 PSE 患者中 2 例发生肺炎和胸腔积液。Takahisa 报道 17 例 PSE 患者中 3 例发生胸腔积液，作者认为，发生胸腔积液除与栓塞面积有关外，与脾栓塞的部位也有关系，这 3 例发生胸腔积液的患者在 PSE 后 CT 检查中均发现有脾脏上极栓塞的情况。国内学者也认为栓塞脾脏下极既可以减轻疼痛，也可以减少胸腔内并发症的发生率。可使用抗生素预防，嘱患者取半坐卧位，同时鼓励患者做深呼吸或吹气球，少量积液无须特殊处理，积液在 1/3 以上需要穿刺抽吸。

胰腺炎可能与误栓胰腺动脉有关，可不予特殊处理或使用生长抑素治疗。

脾脓肿，可能与栓塞面积过大、患者自身对液化坏死脾脏组织吸收缓慢有关。在假性囊肿基础上发生的最严重并发症就是脾脓肿，如脓腔较小，经积极抗感染治疗多可吸收痊愈，如囊肿或脓肿过大，则需要经皮脾穿刺引流脓液，也可留置多孔导管进行充分引流，并用抗生素进行灌洗直至愈合。若以上措施效果不佳，则需行脾切除加脓肿引流术。N'Lontchou 等报道 32 例行 PSE 的患者，2 例发生脾脓肿，其栓塞面积在 70% 以上，另外 1 例栓塞 70% 以上的虽然没有发生脾脓肿，却发生胸腔积液和腹水，1 例发生门静脉血栓。Takahisa 也报道 17 例患者中 2 例发生脾脓肿的患者，其中一例栓塞面积为 80%，另一例为 50%。但同时，作者也发现 8 例栓塞面积在 80% 以上的患者却并未发生脾脓肿。Ohmoto 等研究了 42 例行 PSE+EVL 患者，其平均栓塞面积达 68%±12%，却未发现有脾脓肿一类的严重并发症发生。按照以往报道，68% 以上的栓塞面积应该会出现较多并发症，但

Ohmoto 的研究数据令人难以置信得好。后来 Putka 撰文，批评 Ohmoto 并未详述他的研究细节，或者说，Ohmoto 的研究病例中根本就没有发生这些严重并发症。复习文献，脾脓肿的发生大部分与栓塞面积过大有关，但是也有不少处理措施可以减少这种严重并发症的发生概率，Foruny 在围术期制定了严格的手术和治疗方案，围术期静脉应用抗生素、栓塞颗粒浸泡抗生素溶液、在术前使用肺炎双球菌疫苗对患者进行免疫等措施，6 例患者最大栓塞面积达 84%，未发生脾脓肿，因此，脾脓肿往往发生于栓塞面积过大的情况下，一旦发生脾脓肿，需要积极治疗。N'Lontchou 报道中发生的 2 例脾脓肿患者最终死亡。

肝、肾衰竭，PSE 应该尽量避免选择肝功能为 Child C 级的患者，对于 B 级的患者，在行 PSE 后也应该积极防止肝肾衰竭的发生，术后予以积极护肝、白蛋白等支持治疗，并注意避免使用损害肝肾功能和增加肝脏负担的药物。

脾、门静脉血栓形成与 PSE 术后门静脉血流过度缓慢和术后血小板数目升高、血液黏滞度升高有关。N'Kontchou 等报道肝硬化患者在行 PSE 后，6.3% 发生了门静脉血栓，Eguchi 等报道在特发性门脉高压症脾亢患者行脾切除血栓发生率为 25%，由此分析，PSE 后导致的静脉血栓发生率较脾切除可能要低一些。发生脾、门静脉血栓的治疗办法一般采用溶栓，外周血管途径溶栓常常需要比较大的剂量，而且疗效不显著。采用经股动脉插管肠系膜上动脉溶栓和门静脉直接插管溶栓能够直接将尿激酶溶栓剂直接作用血栓。日本 Nakai M 等对一位 66 岁特发性门脉高压症女性患者使用球囊阻塞下静脉逆行闭塞术（ballonocluded retrograde transvenous obliteration，BRTO）注入尿激酶溶栓取得满意效果，并且没有出现出血、异位栓塞等并发症，作者认为是一个比较可行的安全有效的治疗方式，但是这种方法尚需进一步的病例观察。

除了以上所列并发症，PSE 术后还可以发生腹水、肝肾衰竭、脾破裂等并发症。朱晓琳复习国内 PSE 文献，总结各种并发症发生率：胸膜炎、胸腔积液 62 例（6%），腹水 21 例（2%），消化道出血 10 例（1%），腹膜炎 10 例（1%），胰腺炎 7 例（0.6%），肠麻痹 5 例（0.5%），肝性脑病 4 例（0.4%），脾脓肿 3 例（0.3%）。假性囊肿 2 例（0.2%），肝功能衰竭 2 例（0.2%），左下肺炎 1 例（0.1%），脾周围炎 1 例（0.1%），左下肺不张 1 例（0.1%），门脉血栓 1 例（0.1%），脾周积液 1 例（0.1%），脾破裂 1 例（0.1%），死亡 1 例（0.1%）。

从 1991—2003 年，我们运用套扎术共治疗一千余例曲张静脉出血患者，曲张静脉闭塞率达 91%，根治后曲张静脉复发率为 31%，复发出血率为 5%~6%。由此可见，虽然套扎术被认为是一种安全有效的治疗方法，但仍然存在较高的曲张静脉复发率和出血复发率，对具有脾大、脾功能亢进患者，联合部分脾动脉栓塞术能够有效地降低曲张静脉复发率，同时又能缓解脾功能亢进，降低患者存在的出血倾向，改善肝功能。但同时要看到，部分脾栓塞术存在一些缺点和尚未完满解决的问题，这要求我们严格把握指征，认真处理治疗前后的各种问题，最大程度保证患者安全。

第九章　炎症性肠病的肠外表现

炎症性肠病（inflammatory bowel disease，IBD）患者可能出现关节、皮肤、眼部、肝胆等系统受累等肠外表现，欧美报道的 IBD 肠外表现发生率较高，我国缺乏大规模统计资料，现有报道 IBD 肠外表现较低，有研究对 1989—2018 年我国 169 篇文献报道的 14963 例溃疡性结肠炎（ulcerative colitis，UC）患者及 3659 例克罗恩病（Crohn disease，CD）患者分析显示，我国 15%UC 和 31%CD 患者存在多种多样的肠外表现。目前机制尚不清楚，可能与结肠上皮的特殊蛋白质有关，同时与眼、关节、皮肤、胆管存在交叉抗体有关。

第一节　发病情况

2004 年 1 月到 2007 年 12 月间发表的 2549 篇文献中，一共报道了 124142 名 IBD 患者，其中 1.5% 有肠外表现，0.6% 出现并发症，仅 0.5% 进行了手术。UC 的并发症和肠外表现与病变部位、病情严重程度等有关。有 10% 的患者会出现肠外表现。最常累及的肠外器官包括骨骼肌系统和皮肤黏膜系统，如关节炎、急性巩膜炎、结节性红斑和坏疽性脓皮病。IBD 患者的血栓栓塞也常见，但一般出现在活动性疾病或全结肠炎者。国内学者对 1990—2003 年来自 11 个省 23 个医学中心的 3100 名 IBD 病例分析发现，接近 13% 患者（392/3100）有肠外表现，包括关节炎/关节痛（221，7.1%）、眼部病变（52，1.7%）、皮肤损害（60，1.9%）、口腔溃疡（59，1.9%）。总的来说，10.96% 患者出现了并发症（340/3100），包括肛瘘（17，0.55%）、肛周脓肿（13，0.42%）、肛裂（12，0.39%）、严重出血（237，7.6%）、肠穿孔（26，0.8%）、肠梗阻（11，0.4%）、结肠癌（11，0.4%）、淋巴瘤（2，0.06%）、感染性休克（5，0.2%）、中毒性巨结肠（4，0.1%）、肠套叠（1，0.03%）、脑梗死（1，0.03%）。其他已报道 IBD 并发症包括缺血性肠炎、凝血功能障碍（如静脉血栓、硬化性胆管炎、脊髓发育不良综合征等）。另外，对 1990—2003 年 389 名 IBD 患者的回顾性分析发现 UC 患者 5.7% 有肠外表现，6.4% 出现了并发症，仅有 3% 患者需要手术治疗。

第二节　肠外表现

一、口腔病变

口腔病变是 IBD 患者最常见的肠外表现，可作为首发症状出现，与疾病活动性相关。主要包括阿弗他溃疡、唇炎、牙龈炎、口面部肉芽肿病、肉芽肿性腮腺炎等，其中以阿弗他溃疡最为常见。复发性阿弗他溃疡是指反复发生的圆形或椭圆形、浅而小的溃疡，临床表现具有红、黄、凹、痛等特点。

二、眼部表现

眼部并发症以巩膜炎、葡萄膜炎、结膜炎（缺乏特异性）最为常见，角膜炎、视网膜血管炎及眶肌炎等较少见。常与关节及皮肤病变相伴出现。IBD 患者的葡萄膜炎与虹膜炎常与疾病活动相关，激素或免疫抑制剂通常有效。

三、皮肤表现

以坏疽性脓皮病、结节性红斑最为常见，也有合并银屑病、Sweet 综合征等的报道。坏疽性脓皮病少见，但是治疗困难，常常需要使用磷酸酶抑制剂或生物治疗。结节性红斑与疾病活动性密切相关，控制原发病能减轻这些并发症。多见于下肢，可反复发作，其发病突然，皮肤迅速出现丘疹、水疱或脓疱，进而破溃形成溃疡后不断向周围发展，且溃疡较深并有坏死。由于创面常继发感染，机体抵抗力差，故常合并脓毒败血症，而使病情无法控制。结节性红斑是直径为 1～3cm 大小的卵圆形紫红色结节，可有进行性疼痛，多见于小腿伸侧，有时大腿下段和臀部也可波及，但上肢及颜面部位通常不受侵犯。

四、肝胆表现

有 1/3 的 IBD 患者可能出现肝功能异常。炎症性肠病的肝胆表现主要包括脂肪变、胆管周围炎、原发性硬化性胆管炎（PSC）、肝硬化和慢性活动性肝炎、肝脓肿、门静脉血栓、胆管癌和胆囊结石。我国 IBD 患者肝胆损害居 IBD 肠外表现的第二位（占 3.5%），主要表现为原发性硬化性胆管炎（PSC）、原发性胆汁性肝硬化以及肝淀粉样变性等。6% 的 IBD 患者可诊断为并发原发性硬化性胆管炎（PSC），PSC 是一种罕见但是严重的肝脏疾病（发病率接近 1:10 万人/年），常进展为肝硬化并需要肝移植，且有 5%～15% 发展为胆管癌的风险。因此需要结肠镜随访。在我国不同地区 IBD 患者并发 PSC 的检出率不同，可能由于样本量不足、地区差异、筛选标准不同所致。在亚太地区虽缺乏资料，但伴有原发性硬化性胆管炎（PSC）的 IBD 比例明显低于西方国家（患病率 2%～7%）。小样本（病例数＞200）的研究证实患病率为 0～2.2%。熊去氧胆酸（UDCA）能改善肝功能，且大剂量的 UDCA 可能提高生存率。然而，最近一个大型 RCT 却因高剂量组的严重副作用而终止了，且美国研究者发现高剂量 UDCA 与结直肠肿瘤风险增加有关。目前尚无 UDCA 的替代方案，也缺乏任何证据支持治疗用药的剂量可以超过 28mg/（kg·d）。

五、骨、关节表现

较为常见。IBD 相关性关节炎可分为外周型和中央型，近来又将周围型关节病分为两型：一种常以膝、踝、肩、腕关节受累为主，关节累及数目少，呈不对性，与 IBD 活动有关；另一种以对称性小关节受累为主，侵犯多个关节，与 IBD 活动关系不密切，仅反映其慢性病程。中央型关节炎是指强直性脊椎炎和骶尾关节炎。最具特征性的骨骼肌系统表现是强直性脊柱炎（发病率 1%～5%）。其他还包括骨质疏松和骨软化，其中骨质疏松是某些 IBD 治疗药物的不良反应，但作为 IBD 的肠外表现已得到公认。IBD 患者中骨质疏松和维生素 D 缺乏（包括血钙正常但甲状旁腺素升高的代偿性缺乏）常见，发生骨质疏松的高危因素包括年龄、激素使用和疾病活动性。当全身应用激素治疗时，推荐补充维生素 D 和钙剂。当患者＞65 岁或已确诊伴发骨质疏松/骨量减少时，使用皮质激素的同时应用双膦酸盐。国内学者对 1990—2005 年武汉市 5 家教学中心医院的完整 IBD 住院病例共521例分析发现，IBD以关节炎、肝胆以及皮肤病变为主，关节损害位于IBD肠外表现的首位（占6.1%），以周围关节病变发生为主，受累部位多为膝、踝关节，少数也可累及肩、腕、指间等小关节，常具有不对称性，一般不引起关节畸形。外周性关节炎与疾病活动性密切相关，控制原发病能减轻这些并发症。

六、泌尿系统表现

包括结石、盆腔瘘管形成。UC患者无肾结石形成的高危因素，发生率相对较低。2%CD患者可形成肾结石、肾功能不全等影响泌尿系统的疾病。

七、血栓栓塞性疾病

IBD患者并发肺栓塞（PE）或深静脉血栓（DVT）的危险是普通人群的两倍，1.3%～6.4%的患者可能发生，较为严重，并且好发于年轻患者，与IBD病死率及疾病活动度有关，同时与Leiden V等基因的突变有关。血栓栓塞部位多变，动、静脉均可累及，可出现在主动脉、脑血管、肾静脉、肝静脉、肠系膜静脉、髂静脉等。血栓形成归因于其血液高凝状态（HCS）甚至DIC。近年来，在IBD患者中发现许多血栓形成及血小板活性异常的证据。HCS可使肠黏膜毛细血管闭塞，血液沉积、淤滞，进而形成微小血栓，肠黏膜组织坏死，形成溃疡；而炎症或组织坏死，多可引起血液中纤维蛋白增多，血浆黏度再增高，导致肠黏膜微循环障碍，反过来加重IBD病情，影响组织再生、炎症和感染控制甚至引起组织坏死，并阻止抗炎药物到达病变部位，使病情反复发作。随着局部溶栓治疗技术日趋成熟，加上全身使用溶栓剂可能引起出血等并发症，可考虑进行局部溶栓治疗。

八、神经系统表现

IBD患者累及神经系统病变相对少见，常难以察觉或漏诊误诊，可表现为脑血管病变、脱髓鞘疾病、周围神经病、局灶性肌阵挛、肌萎缩性（脊髓）侧索硬化、感觉神经性耳聋等形式。近期有文献报道了IBD患者合并视神经损伤的病例，虽然相对发生率较低，但存在影响患者视力甚至失明的风险，也需要引起重视。

九、其他

贫血是IBD的常见并发症，铁、叶酸和维生素B_{12}缺乏时贫血的常见原因，药物（AZA、MP或柳氮磺胺吡啶）也是引起贫血的因素，对于有肿瘤家族史的患者，还应排除肠道肿瘤导致的贫血。巨细胞病毒性结肠炎是使用环保霉素A治疗IBD患者的常见并发症，更昔洛韦治疗有效。此外，内分泌系统病变、呼吸系统损害、生长发育受阻均可在肠道症状之前出现，为IBD的肠外表现。

十、总结

IBD患者可能出现关节、皮肤、眼部、肝胆等系统受累等多种肠外表现，其对IBD的诊断、鉴别诊断具有重要的参考价值，然而其机制尚不完全清楚。我国缺乏大规模的临床数据及机制研究，需要广大医务工作者在深化认识IBD的疾病、疾病发展与肠外表现的基础上，进一步积累与开展临床、基础研究，服务于我国IBD的患者。

第十章 老年人炎症性肠病

受炎症性肠病（inflammatory bowel disease，IBD）困扰的老年患者数量逐年增加。老年IBD的复杂性与疾病的诊断及管理有关，并涉及老年功能退行性变，如听力减退、视力下降等因素。这些特性会降低老年患者处理如尿频、尿急、夜尿多等不适症状的能力。此外，因疲劳及虚弱导致的长期卧床可能增加血栓事件、压疮或感染的风险。

近期一项关于老年IBD患者的研究发现，34%的患者同时患有冠心病（CAD），23%的患者有慢性阻塞性肺病（COPD），19%的患者有糖尿病（DM），12.5%的患者有脑血管疾病（CVD）。这些会影响IBD治疗药物的选择。例如，患有糖尿病的IBD患者应尽量减少使用糖皮质激素，慢性心衰（CHF）的IBD患者应避免接受抗肿瘤坏死因子（anti-TNF）的治疗。随着年龄增长，身体发生一系列生理性变化，包括体内脂肪增加，血浆、体内水含量及细胞外液的减少都会影响体内不同药物的分布；随着年龄的增加、胃内pH的增加、胃排空及肠蠕动的减慢、肝脏代谢能力的降低、肾小球滤过率的降低都将改变药物的吸收及代谢。

联合用药及综合治疗方案增加了老年IBD患者药物不良反应的可能性。81%的美国老年患者每天至少口服一种处方药，而29%可能口服五种以上处方药。老年IBD患者平均每天口服（7.0±3.5）种处方药及非处方药物。联合用药可能增加药物之间的不良反应，尤其当老年人不能准确回忆他们的常用药物时。每天药物的数量，类似的药物形状/大小及不同的给药时间增加了老年人服药的出错率。这些都是老年IBD患者面临的问题。

第一节 老年IBD流行病学和临床表现

克罗恩病（Crohn disease，CD）和溃疡性结肠炎（ulcerative colitis，UC）多发于青中年，流行病学研究指出IBD患者发病年龄多在20～40岁，10%～15%的患者在其他年龄段确诊该病，而老年IBD患者具有特殊的临床特征，比如较少的便血、腹痛、体重减轻及肠外症状等。老年IBD患者多无家族史，因此遗传因素可能在老年IBD的发病中作用甚微。衰老导致免疫系统功能降低及肠道菌群的变异，这些因素同样影响老年IBD患者的临床表现。

老年IBD患者肠炎的表现需要鉴别诊断的疾病范围相对年轻人更广，包括药物相关性肠炎（如非甾体抗炎药所致）、缺血性肠炎、感染性肠炎、增生性疾病等。这些疾病均可能因与老年IBD临床表现类似而延误诊断。与年轻UC患者相比，老年IBD患者多有吸烟史或左半结肠病变表现更明显。老年CD患者常有回结肠或结肠炎症表型，而少有穿透性疾病及肛周病变。相比而言，年轻的CD患者多表现病程长且病情严重。

第二节 老年 IBD 的临床病程

老年患者住院频率常较年轻患者高，其对症状的主诉和治疗需求都比年轻患者明显。老年 IBD 患者衰弱、营养不良、低血容量、贫血及对输液的需求远高于年轻患者。年龄的增加是 IBD 患者住院病死率的一个独立危险因素（OR 17.42，95%CI 8.9～34.0）。老年患者更易发生机会性感染及静脉血栓栓塞事件（VTE），年龄每增加 10 岁，VTE 的发生风险增加 20%。除外女性性别和骨质疏松症病史，年龄是 IBD 患者发生骨折的一个独立危险因素（OR 28.8，95%CI 12.3～67.6）。营养缺乏，包括维生素 B_{12} 缺乏（18%）、铁缺乏（18%）和维生素 D 缺乏（15%），在老年 IBD 患者中很普遍。

年龄也与内镜及手术并发症的增加有关。住院 IBD 患者的肠镜穿孔率为 1%，而非住院患者仅为 0.6%。多变量分析显示，女性、扩张治疗及老龄为穿孔的主要危险因素。老年 IBD 患者选择性肠道手术的术后并发症发生率较年轻 IBD 患者高（17% 和 11%，$P<0.05$），对于 >80 岁的高龄老年人，其并发症的发生率高达 40%，而 60～69 岁的老年患者发生率 17%。常见的术后并发症包括尿路感染、肺炎、静脉血栓栓塞、败血症和再次手术。除了年龄因素，其他与术后并发症有关的因素包括营养不良、肾功能不全、CAD、COPD 和术前败血症等。

第三节 药物治疗及效果

老年 IBD 患者多采用糖皮质激素和 5-氨基水杨酸（5-ASA）而非免疫抑制剂或生物制剂治疗。法国一项 EPIMAD 中心研究显示，513 例 >60 岁新诊断的 CD 患者中 32% 在诊断后第一年采用糖皮质激素治疗。随访的 5 年中，45% 的老年 CD 患者采用激素治疗而仅 10% 的患者采用免疫抑制剂（IMM）及 3% 采用生物制剂治疗。另一项关于 393 例老年 IBD 患者的研究中，32% 使用糖皮质激素治疗，而仅 6% 使用 IMM 及 3% 使用生物制剂。尽管激素治疗患者中存在高比例的激素依赖性，仅 24% 的患者正在接受钙和维生素 D 的补充治疗。一个美国退伍军人管理局医院的调查发现，生物制剂的使用与疾病诊断时患者年龄成反比。确诊年龄在 70 岁以上的患者几乎不使用抗肿瘤坏死因子（anti-TNF）治疗，而 40 岁以前确诊的患者使用率则高达 67%。

抗 TNF 对于老年患者的疗效鲜为人知。随机对照试验多针对年轻患者设计，因此，我们尚不能在老年 IBD 患者中推断出类似结论。在一项针对老年（>65 岁）和非老年（<65 岁）IBD 患者的回顾性研究中，观察使用英夫利昔单抗或阿达木单抗治疗的 CD 和 UC 患者，发现两组患者具有类似的临床缓解率。然而，Desai 等针对 54 例 60 岁及以上使用抗 TNF 的 IBD 患者研究发现，仅 61% 患者对药物有部分或完全的反应性，而年轻患者的反应率 83%。由于对药物的反应性较差及较多的不良反应，老年患者终止抗 TNF 治疗的概率较年轻患者大四倍。

目前，IBD 的治疗模式已向"降阶梯"转变，即早期应用包括单一疗法或与免疫抑制剂合用的生物制剂。目前数据显示，硫嘌呤类固醇和生物制剂在老年 IBD 患者中未得到充分应用，而糖皮质激素和 5-ASAs 仍是治疗的主要方法。对更积极的治疗方法尚待我们对老年患者药物不良时间的关注和选择。

第四节 治疗的不良事件

高龄是影响住院率、住院病死率和静脉血栓栓塞事件的独立危险因素。美国的全国住院样本数据显示，1/3 的 IBD 住院感染患者为 66 岁以上老年人，并计算出老年 IBD 患者医院相关性感染率较年轻患者高 20%。老年患者具有发展为肺炎（OR 4.0）、败血症（OR 2.3）、尿路感染（OR 1.9）及艰难梭菌感染（OR 1.4）的较高风险。因此，多因素分析显示，高龄与增加的病死率有关［HR 1.08/（年·岁）］。其他增加病死率的因素还包括使用糖皮质激素（HR 2.1）和麻醉药品（HR 1.8）。此外，英夫利昔单抗的使用也与严重感染的增加有关（HR 1.43）。

另一些研究显示，老年 IBD 患者的生物治疗的不良事件较高。一项研究显示，95 例使用生物疗法的老年 IBD 患者，具有 18% 的不良事件发生率和 10% 的病死率。美国 Mayo 诊所的另一项研究得到了类似结果。

老年 IBD 患者分枝杆菌和真菌的感染比例较多。事实上，真菌的绝对感染率较低，但由于患者高龄、细胞介导的免疫力下降、免疫抑制剂的使用等均可导致其感染率增加。由于这些感染与发病率和病死率的增加有关，早期识别这些真菌感染对老年 IBD 患者尤为重要。

部分研究显示，超过 20% 的老年 IBD 患者鼻咽拭子及清洗液中可发现肺孢子虫 DNA。尽管 IBD 患者卡氏肺孢子虫肺炎（Pneumocystis Carinii Pneumonia，PCP）的感染率低，老年患者由于激素应用而导致的 PCP 定植率升高应引起我们对于非典型呼吸症状患者的关注。一项美国管理处的数据表明，IBD 患者组 PCP 的风险（HR 2.96）较非 IBD 组高。一半以上的这些 PCP 感染的 IBD 患者曾接受免疫抑制剂治疗，主要是作为单药治疗的糖皮质激素或与其他免疫抑制剂的合用。目前尚无对 IBD 患者关于 PCP 感染预防的共识意见，但应考虑到使用免疫抑制剂，尤其是高剂量糖皮质激素的老年 IBD 患者的风险。

迄今为止，多数老年患者的感染可通过疫苗预防。2009 年的统计研究显示，肺炎、流感、尿路感染及带状疱疹是老年患者最常见的感染。接受免疫抑制剂治疗的老年患者可能具有感染的高风险。年龄＞65 岁接受免疫抑制剂治疗（如糖皮质激素、氨甲蝶呤、硫唑嘌呤、抗 TNFs）的类风湿关节炎患者具有严重的感染发生率，即每年 46‰。65 岁及以上老年患者位列前三的感染为呼吸道感染（每年 23‰）、细菌性肺炎（每年 17.4‰）和带状疱疹（每年 8.5‰）。

这三类感染目前均可通过注射疫苗预防，而绝大多数 IBD 患者并未定期接种。肺炎及流感疫苗可使用灭活疫苗，并具有可与免疫抑制剂同时应用的安全性。接种疫苗对老年 IBD 患者来说是重要的预防感染策略。

高龄是增加带状疱疹并发症的高危因素。使用糖皮质激素的老年 IBD 患者带状疱疹激活的风险将增加 1.2～2.0 倍。尽管带状疱疹疫苗存在，但由于它是活病毒疫苗，美国疾病控制中心尚不建议使用免疫抑制剂治疗的患者注射该疫苗。然而，一项针对 60 岁以上患有包括类风湿关节炎、银屑病关节炎、强直性脊柱炎或炎性肠病等慢性免疫性疾病患者的回顾性研究显示，患者接受带状疱疹疫苗后，带状疱疹发病率降至每年 7.8‰，而未接受疫苗患者为每年 11.6‰。带状疱疹疫苗的注射和该病发病率的下降有关（HR 0.61）。尽管更多关于免疫抑制剂治疗患者使用活疫苗的安全性研究有待开展，但这些研究表明带状疱疹疫苗对于减少带状疱疹的发生风险具有潜在的安全和有效性。

第十一章 儿童炎症性肠病

炎症性肠病（inflammatory bowel disease，IBD）可累及所有年龄，在 20 岁以前诊断的儿童和青少年病例超过 IBD 总数的 25%。儿童克罗恩病（Crohn disease，CD）发病率高于溃疡性结肠炎（ulcerative colitis，UC）。与成年人相比，儿童 IBD 在自然病程、临床表现、并发症、诊断和鉴别诊断方面都有不同。治疗策略的选择也要考虑到对儿童生长发育的影响。

第一节 流行病学

儿童 IBD 流行病学的地理分布与成人相似。欧美等发达国家发病率高于发展中国家。近 20 年来 IBD 发病率逐渐增加，其中 25% 新发病例是儿童和青少年，特别是 CD 的增加更加明显。与 CD 相比，UC 发病率相对趋于稳定，但也有研究显示，其有增加趋势。威斯康星州 2000—2007 年儿童新发病例流行病学研究显示：年发病率为 $9.5/10_5$（CD $6.6/10^5$，UC $2.4/10^5$），10 岁前发病者占到 19%；8 年内发病率相对稳定，但比之前有明显增加，无明显种族差异。葡萄牙里斯本的一项儿童 IBD 新发病例的描述和回顾性研究，将 1987—2009 年分为四个时间段（1987—1992 年、1993—1998 年、1999—2004 年、2005—2009 年），结果显示，最近的 5 年新发病例最高（总数 55 例，11 例/年），第一个时间段发病例数最少（9 例，1.5 例/年）；发病年龄在 14 个月到 17 岁之间，平均年龄 10.5 岁，无性别差异。西班牙的一项 14 年儿童 IBD 新发病例统计显示，CD 占 55.3%，UC 占 37.4%，未定型肠炎（IC）占 7.3%；均为男性多于女性，中位年龄 12.3 岁；发病率从 1996 年的 0.97/10 万增高至 2009 年的 2.8/100000（其中，CD 从 0.53/100000 到 1.7/100000，UC 从 0.39/100000 到 0.88/100000）。加拿大 10 岁以下的儿童 IBD 在 1995—2005 年间年发病率按 5%~7% 增长。

与发达国家相比，我国儿童 IBD 发病率相对较低，但近年来呈持续增高趋势。上海一项基于 2000—2010 年医院信息的 14 岁以下儿童 IBD 研究显示，近 10 年来儿童 IBD 发病率逐渐上升，新发病人数占上海同年龄段常住人口的比例从 2001 年的 0.05/100000 升至 2010 年的 0.61/100000。其中男女比例为 2.3:1.0，CD 略多于 UC，发病高峰在 10~14 岁组。中国台湾地区一项研究比较了一家医院最近两个 10 年的住院患儿中克罗恩病累积发病率，从 13.2/100000 增至 25.4/100000，推测发病率的增加与环境变化、医生认识和诊断标准的明确、诊断技术的提高有一定关系，但与环境因素变化关联更大。

第二节 发病机制

IBD 的病因和发病机制尚不清楚。多数学者认为 UC 和 CD 是遗传易感个体对环境中触发因素如肠菌、感染及药物等产生的免疫反应异常所致。随着免疫学、遗传学和分子生物学等的研究发展，目前已经发现40多个基因位点与CD易感性相关,至少17个基因位点与UC易感性相关。因为20%~25%的IBD症状在儿童期出现,早发病例(发病年龄在7岁或8岁之前)则更多地受到遗传因素的影响。在早发型中,UC比CD更多见。研究发现,<5岁的儿童UC,26%有一级亲属阳性UC病史,3岁内发病的家族史阳性比例甚至高达44%。家族史越强,症状越早现。儿童CD具有IBD阳性家族史为11.4%~16%,有35.9%有自身免疫性疾病如银屑病、狼疮、1型糖尿病家族史。

第三节 临床表现

儿童IBD主要包含UC和CD,还有10%属于IC。在IBD疾病过程中表现一系列的肠道破坏性与增殖及修复性的病理改变,故临床表现多样化,以发作与缓解交替为特征。UC和CD有不同特点,也有共性部分。可分为消化系统表现、全身表现和肠外表现。

一、消化系统表现

(一)溃疡性结肠炎

UC以限于结肠的弥漫性黏膜炎症为特征,病变范围可分为远端结肠[直肠炎、直肠乙状结肠炎、左半结肠炎(结肠脾曲以下)]和范围广泛[包括广泛性结肠炎(结肠脾曲以上)和全结肠炎]。儿童UC与成人相比,病变广泛,诊断时广泛性结肠炎比例高达70%~80%,早发病例比例高,<7岁患儿占35%,5年累计结肠切除术高达15%~20%。故儿童UC临床症状更重,起病急。最常见的消化系统症状是便血(占84%)、腹泻(占74%)和腹痛(占62%)。UC中有4%可累及上消化道,出现相应症状。

(二)克罗恩病

CD以肠口疮样、透壁性炎症为特征,可发生在消化道的任何部分。儿童CD累及回肠、结肠、回结肠比例几乎相同。腹痛(占72%)、腹泻(占56%)和体重减轻(占58%)曾被认为是CD的经典三联症状,但现在只有25%左右的儿童CD患儿有典型症状。过去的20年儿童CD临床表现发生了改变。44%的患儿没有腹泻,有些患儿仅表现为腹部轻微不适、食欲减退以及疲乏,年龄越小症状越不典型。10%~20%的患儿有腹部包块,多位于脐周与右下腹。10%的患儿出现肛周瘘管、脓肿或溃疡。其他症状还包括恶心、呕吐等。

二、全身表现

体重减轻是儿童IBD最常见的全身表现,占UC的31%,而CD更为多见,58%。与儿童UC炎症范围广泛,肠道症状重而延迟诊断时间相对较短有关。

儿童IBD对营养状况的影响不仅导致体重下降和营养不良、代谢性骨病,对于处在生长发育期间的儿童和青少年来说,更重要的是影响其发育进程,导致生长迟缓和性发育延迟,影响成年后最终身高。

生长迟缓定义为:身高停止增长达6个月;身高减少至少1个标准差的高标;骨龄延迟2年。生长迟缓是儿童IBD特有的甚至是患儿早期唯一的临床表现。占UC的6%~12%。儿童CD生长迟缓发病率明显高于UC,占到10%~40%。其原因与能量摄入不足、丢失增加以及炎症活动有关。恢复正常线性生长和青春期发育是药物治疗有效的特征;反之,如诊断时有生长迟缓而治疗后没有发生生长追赶，或在维持治疗期间身高增长速率减慢，则高度提示持续的炎症活动，治疗应该加强并保证足够的能量摄入。性发育延迟主要表现为青春期患儿第二性征缺乏，常伴发育生长迟缓。UC 患儿性发育延迟占到 6%～12%，CD 患儿发生率为 35%，青春期前起病者发生率更高。

全身表现还包括全身中毒症状，如疲乏（UC 占 12%，CD 占 27%）、食欲缺乏（UC 占 6%，CD 占 25%）、发热、贫血、低蛋白血症、脱水、电解质紊乱和酸碱平衡失调。

心理精神问题如情绪障碍、焦虑和抑郁也是儿童炎症性肠病常见表现，尤其是年长儿 CD，因患病导致的失学、自信心下降、社交无能等引起教育、人际关系、性心理发育以及对治疗的坚持等一系列问题，也因此影响药物的疗效。

三、肠外表现

（一）关节病变

关节病变是儿童 IBD 最常见的肠外表现。可先于胃肠症状之前出现。10%～20% 的 UC 患儿伴有关节炎，多累及大关节，如四肢脊柱。与炎症活动平行。常为单发，表现为关节肿胀、滑膜积液，而骨关节无损害。1%～2% 的 UC 患儿可出现强直性脊柱炎。关节病变在 CD 患儿中更多见（28%），通常累及四肢大关节，如膝关节、踝关节及髋关节；小肠病变广泛的 CD 患儿，还可合并末端指骨杵状指。有少数 HLA-B27 阳性的患儿在病情恶化时发生强直性脊柱炎。

（二）皮肤黏膜病变

CD 较 UC 患儿相对多见。可出现结节性红斑、坏疽性脓皮病。口腔黏膜出现顽固性溃疡、口疮样口炎。

（三）眼部症状

5%～10% 的 UC 患儿出现虹膜炎、虹膜睫状体炎、葡萄膜炎和角膜溃疡等。

（四）其他

CD 患儿可有肝脏病变，包括硬化性胆管炎、慢性活动性肝炎、肝硬化、胆石症等；少数出现肾损害、心肌炎、血管栓塞及内分泌障碍等。罕见疾病包括原发性免疫缺陷病等。

第四节 并发症

有 5% 儿童 IBD 出现胃肠道并发症。

儿童 UC 最严重并发症为中毒性结肠扩张。但发病率低，为 0.5%～1%。多见于重型和暴发型病例。诱因有低血钾、灌肠、结肠造影，使用抗胆碱能药物或阿片类药物等。临床表现为发热、腹痛和腹胀，中毒症状明显，肠鸣音减弱或消失，其死亡率达 11%～50%。肠穿孔多在中毒性结肠扩张的基础上发生，引起弥漫性腹膜炎，出现膈下游离气体。结肠大出血的发生率为 1.1%～4.0%，多因溃疡累及血管破裂出血。

UC 结肠假性息肉发生率为 9.7%～39%，可随炎症治愈而消失，长期存留可癌变，癌变率为 5%。在溃疡性全结肠炎患儿，结肠癌变是其重要并发症。发病 8～10 年后需每年行肠镜监测。病程越长癌变的可能性越高。

CD可发生肠狭窄、肠梗阻、腹腔脓肿、瘘管、肠穿孔等。以肠梗阻多见。CD恶变危险程度不如UC，但仍为一般人群的4~20倍。

第五节 诊断

儿童IBD的诊断应结合临床表现、实验室检查、内镜检查和组织病理学以及影像学检查综合判断。过去多参照成人标准。但儿童IBD具有某些特有的表现如生长迟缓；有些临床表现尽管与成人相似，但因其与病变范围有关，故发生率有一定区别。放射性检查时要考虑电离辐射对儿童的不利影响。过去没有统一的儿童IBD诊断标准，对流行病学的调查受到一定影响。近年来各国儿科专业学会及协作组相应制定了儿童IBD诊断指南和共识，如欧洲儿童胃肠、肝病和营养学会（ESPGHAN）IBD协作组2004年制定青少年儿童炎症性肠病诊断指南（简称波尔图标准，The Porto Criteria），2008年英国儿童胃肠肝病和营养学会（BSPGHAN）发布了英国儿童IBD管理指南，中华医学会儿科学分会消化学组儿童炎症性肠病协作组也于2009年形成了儿童炎症性肠病诊断规范共识意见，旨在统一检查程序和诊断标准，强调应该在治疗前明确疾病类型、严重程度、疾病部位及范围。

一、青少年儿童炎症性肠病诊断指南（波尔图标准）

疑似IBD患儿的检查包括病史采集、体格检查、实验室检查、内镜检查和病理检查、放射学检查。

（一）病史采集

如果患儿腹痛、腹泻、直肠出血和体重减轻等症状持续4周以上或6个月内类似症状反复发作2次以上，临床上应高度怀疑IBD。许多年龄较小的CD患儿表现为非特异症状，如全身不适或轻微腹部不适。其他包括发热、生长迟缓、营养不良、恶心、呕吐、心理障碍、关节病变、皮肤病变如结节性红斑、继发性闭经、青春期延迟、肛周疾病等。如果一级亲属有IBD病史，儿童患病概率明显增加。

（二）体格检查

所有儿童身高、体重及诊断前生长曲线、青春期发育情况，应在诊断时记录，并在随访中监测。获得双亲的身高以预测患儿最终身高。检查有无贫血体征。检查口腔有无口唇肿胀、齿龈增生和阿弗他溃疡。检查皮肤有无结节性红斑、坏疽性脓皮病等。检查腹部有无肿块、压痛、肝脾有无肿大。检查肛周有无病变如肛裂、肛瘘和脓肿。检查有无关节病变。

（三）实验室检查

血液检查包括全血细胞计数、血沉、C反应蛋白、血清肌酐、尿素氮，白蛋白、免疫电泳、肝功能检查。如血红蛋白、白蛋白下降、血沉、C反应蛋白、血小板增加，提示IBD。但有些病例也可正常。血清标志物如抗酿酒酵母抗体（ASCA）或核旁型抗中性粒细胞胞浆抗体（pANCA）阳性有助于CD或UC的诊断，敏感性为60%~80%。

通过大便培养（沙门菌、志贺菌、耶尔森菌、空肠弯曲菌、难辨梭状芽胞杆菌），大便检测（难辨梭状芽胞杆菌毒素A和B、蓝氏贾第鞭毛虫）等，可排除引起肠炎或结肠炎的感染因素。严重的血便患儿,如到过阿米巴痢疾疫区,检查溶组织阿米巴(包括寄生虫、包囊、虫卵和滋养体)。但阳性结果也不能排除 IBD 诊断,因为 IBD 初次发作一般是在肠道感染之后。

由于儿童易感染结核,注意与结核病进行鉴别,进行相关实验室检查。

(四)内镜和组织学检查

结肠镜检要插管到回肠末端,并对各部位黏膜进行多点活检(如回肠、盲肠、升结肠、横结肠、降结肠、乙状结肠和直肠)。以鉴别 CD 和 UC,确定发病部位、范围和炎症程度。孤立的回肠黏膜炎症而结肠黏膜正常者占 CD 患儿的 9%。小肠造影不能替代回结肠镜检,轻微的回肠炎症放射学检查可能阴性。直肠乙状结肠镜检也是不够的,近端结肠病变只能通过全结肠镜发现。

胃镜检查对于有无上消化道症状的患儿都应该进行。通过上消化道组织学检查,如发现特异性病变如巨细胞肉芽肿或阿弗他溃疡,则可确诊 CD,而临床漏诊率可达 11%~29%。高达 75% 的 UC 患儿可伴有上消化道非特异性炎症。为避免心理创伤,儿童内镜检查最好在深度镇静或麻醉下进行。

CD 病变可见于全胃肠道,但直肠一般不受累及。UC 病变位于结肠,炎症可从直肠逐渐累及到近端结肠。但也有未经治疗的 UC 患儿病变可不累及直肠。IC 只能在完成全部检查程序后方可诊断,如回结肠镜、胃镜检查和小肠造影。如组织学显示急、慢性炎症,伴有局限于结肠的结构变化,不提示淋巴细胞性或过敏性结肠炎,也不提示 CD,小肠造影或气钡双重造影正常,组织学上难以区分 CD 或 UC 者均可考虑 IC。在排除小肠部位的狭窄后,胶囊内镜可用于鉴别小肠病变,但不能替代内镜,因为组织学检查是诊断 IBD 所必需。

(五)放射学检查

放射学检查可帮助发现内镜下不能发现的小肠病变。小肠造影或气钡双重造影,即插管到十二指肠进行钡剂对比造影可发现 CD 病变累及小肠的一些并发症如狭窄、僵硬和内瘘。非活动性短段小肠狭窄需要手术切除。一些放射学征象可提示 CD 处于活动期,如黏膜呈鹅卵石样改变溃疡、肠襻分离,病变呈跳跃性节段性分布。由于狭窄,结肠镜无法检查完全部结肠时,钡剂灌肠是有用的检查方法。

经腹部超声是非侵入性检查,能提示小肠或结肠壁的厚度或浸润情况,但不能显示细小的炎症性病变。白细胞闪烁扫描是一种安全的、非侵入性的检查,能帮助确定疾病范围,但缺乏特异性和敏感性。钆增强的磁共振或磁共振双重造影诊断 CD 具有更高的敏感性和特异性,但应用于儿童还需多做更多的工作。

二、儿童炎症性肠病诊断规范共识意见

(一)IBD 疑似病例诊断

患儿腹痛、腹泻、便血和体重减轻等症状持续 4 周以上或 6 个月内类似症状反复发作 2 次以上,临床上应高度怀疑 IBD。IBD 常合并:①发热;②生长迟缓、营养不良、青春发育延迟、继发性闭经、贫血等全身表现;③关节炎、虹膜睫状体炎、肝脾大、皮肤红斑、坏疽性脓皮病等胃肠道外表现;④肛周疾病如皮赘、肛裂、肛瘘、肛周脓肿。

(二)IBD 诊断步骤

1. 临床怀疑 UC

(1)粪便除外细菌性痢疾、肠结核、阿米巴痢疾、血吸虫病等。

(2)结肠镜检查和多点活检(暴发型者暂缓)。

(3)钡剂灌肠检查酌情应用,重度患儿不推荐。

(4)根据条件进行粪钙卫蛋白和乳铁蛋白检查以了解炎症的活动性。

(5)血白细胞计数,血沉、C反应蛋白和血浆蛋白水平,抗酿酒酵母抗体(ASCA)或核旁型抗中性粒细胞胞浆抗体(pANCA)、血气分析、电解质、血清肌酐和尿素氮、肝功能、凝血功能检查等对诊断和病情评估有帮助。

(6)血钙、25-羟基维生素D_3、叶酸、维生素B_{12}水平测定有助于营养状态的评估。

(7)结核感染相关检查,如胸部X线片、结核菌素(OT)试验、血清结核菌纯化蛋白衍生物(PPD)试验、血清结核抗体检测和血清腺苷脱氨酸(ADA)检查等。

2. 临床怀疑CD

(1)结肠镜和胃镜检查及活检病理组织学检查:结肠镜检查需达到回肠末端,病变组织行病理检查,同时行抗酸染色,若条件允许,可对病变组织采用特异性引物行结核DNA分析。

(2)胃肠钡剂造影、腹部B超以帮助了解肠道病变。

(3)根据条件酌情选择:胶囊内镜检查(需在排除小肠狭窄后进行)、小肠镜检查、CT、磁共振,有助于更好地了解肠道病变。

(4)上述用于UC的结核感染相关检查和实验室检查同样可用来评价CD的活动性和严重度。

3. 其他

(1)初发病例、临床与影像或内镜及活检改变难以确诊时,应随访3~6个月。

(2)与肠结核混淆不清者应按肠结核做诊断性治疗,以观后效。

(三)IBD诊断标准

1. UC诊断依据

(1)临床依据:根据以下临床表现和检测结果诊断UC,确诊UC应符合①+②或③+④;拟诊UC应符合①+②或③。

①临床表现:持续4周以上或反复发作的腹泻,为血便或黏液脓血便,伴有明显体重减轻。其他临床表现包括腹痛、里急后重和发热、贫血等不同程度的全身症状,可有关节、皮肤、眼、口及肝胆等肠外表现。

②结肠镜检查:病变从直肠开始,连续性近端发展,呈弥漫性黏膜炎症,血管网纹消失、黏膜易脆(接触性出血)、伴颗粒状外观、多发性糜烂或溃疡、结肠袋囊变浅、变钝或消失(铅管状),假息肉及桥形黏膜、肠腔狭窄、肠管变短等。

③钡灌肠检查:肠壁多发性小充盈缺损,肠腔狭窄,袋囊消失呈铅管样,肠管短缩。

④活检组织标本或手术标本病理学检查:活动期,固有膜内弥漫性、慢性炎性细胞及中性粒细胞、嗜酸性粒细胞浸润、隐窝炎或形成隐窝脓肿;隐窝上皮增生,同时杯状细胞减少;黏膜表层糜烂、溃疡形成。缓解期,中性粒细胞消失,慢性炎性细胞减少;隐窝不规则,排列紊乱;腺上皮与黏膜肌层间隙增大,潘氏细胞化生。

(2)诊断内容:诊断应包括其临床类型、病变范围、严重程度以及活动性等。

临床类型：初发型、慢性复发型、慢性持续型、暴发型。①初发型，既往无病史首次发作；②慢性复发型，病情缓解后复发；③慢性持续型，首次发作后可持续有轻重不等的腹泻、便血，常持续半年以上，可有急性发作；④暴发型，症状严重，血便每日 10 次以上，伴中毒性巨结肠、肠穿孔、脓毒血症等并发症。

病变范围：直肠型、直肠乙状结肠型、左半结肠型、全结肠型。病变范围参考结肠镜检查结果确定。

病情程度：轻度、中度、重度。①轻度，患儿腹泻每日 4 次以下，便血轻或无，无发热、脉搏加快、贫血，血沉正常；②中度，介于轻度与重度之间；③重度，腹泻 6 次/d 以上，伴明显黏液血便、体温 37.5℃以上、脉搏加快、血红蛋白<100g/L，血沉>30mm/h。

活动性：活动期、缓解期。①活动期，患儿有典型临床表现，结肠镜下黏膜呈炎症性改变，病理学检查显示黏膜呈活动期表现；②缓解期，临床表现缓解，结肠黏膜病理检查呈缓解期表现。

2. CD 诊断标准

（1）临床依据：综合临床、影像、内镜表现及病理检查结果诊断本病，采取排除诊断法，主要排除肠结核、其他慢性肠道感染性疾病、肠道恶性淋巴瘤。

临床表现：慢性起病、反复发作的右下腹或脐周腹痛伴明显体重下降、发育迟缓、可有腹泻、腹部肿块、肠瘘、肛门病变以及发热、贫血等。

影像学检查：胃肠道钡剂造影、钡灌肠造影、CT 或磁共振检查见多发性节段性的肠管僵硬、狭窄、肠梗阻、瘘管。

内镜检查：病变呈节段性、非对称性、跳跃性分布，阿弗他样溃疡、裂隙状溃疡、铺路石样外观、肠腔狭窄、肠腔僵硬、狭窄处病变呈跳跃式分布。

手术标本外观：肠壁局限性病变、跳跃式损害、铺路石样外观、肠腔狭窄、肠壁僵硬。

活检组织标本或手术标本病理学检查：裂隙状溃疡、非干酪性肉芽肿、固有膜中大量炎性细胞浸润以及黏膜下层增宽呈穿壁性炎症。

具有表 11-1 中的诊断要点①②③者为拟诊，再加上④⑤⑥三项中任何一项可确诊。具有第④项者，只要加上①②③三项中任何两项也可确诊。

表 11-1 WHO 推荐的 CD 诊断要点

诊断要点	临床表现	影像学	内镜	活检	标本外观
①非连续性节段性病变		＋	＋		＋
②铺路石表现或纵行溃疡		＋	＋		＋
③全壁炎症改变	＋（腹块）	＋（狭窄）	＋（狭窄）		＋
④非干酪样肉芽肿、裂隙溃疡				＋	＋
⑤瘘管	＋	＋		＋	＋
⑥肛门部病变	＋			＋	＋

(2) 诊断内容：诊断应包括病变范围、严重程度。

病变范围：结肠型、小肠型、回结肠型，病变范围参考影像及内镜结果确定。

临床严重程度：根据（表 11-2）儿童 CD 活动指数（PCDAI）估计病情程度和活动程度及评价疗效，分为不活动、轻度、中/重度。活动指数 0～10 分：不活动；活动指数 11～30 分：轻度；活动指数≥31 分：中/重度。

表 11-2 儿童 CD 活动指数

项目	评分	项目	评分
腹痛		压痛或无压痛包块	5
无	0	压痛、肌卫、明确的肿块	10
轻度，不影响日常活动	5	肛旁疾病	
中/重度、夜间加重、影响日常活动	10	无或无症状皮赘	0
每日便次		1～2 个无痛性瘘道、无窦道、无压痛	5
0～1 次稀便，无血便	0	活动性瘘管、窦道、压痛、脓肿	10
1、2 次带少许血的糊状便或 2～5 次水样便	5	肠外疾病[③]	
6 次以上水样便或肉眼血便或夜间腹泻	10	无	0
一般情况		1 个表现	5
好，活动不受限	0	≥2 个表现	10
稍差，偶尔活动受限	5	血细胞比容（%）	
非常差，活动受限	10	男、女（<10 岁）≥33；女（10～19 岁）≥34；男（11～15 岁）≥35；男（>15～19 岁）≥37；	0
体重		男、女（<10 岁）28～32；女（10～19 岁）29～33；男（11～15 岁）30～34；男（>15～19 岁）32～36	2.5
体重增长	0	男、女（<10 岁）<28；女（10～19 岁）<29；男（11～15 岁）<30；男（>15～19 岁）<32	5
体重较正常轻≤10%	5	血沉（mm/h）	
体重较正常轻≥10%	10	<20	0
身高[①]（诊断时）或身高速率[②]		20～50	2
身高下降 1 个百分位等级内或身高生长速率在 1 个标准差之内	0	>50	5
身高下降 1～2 个百分位等级内或身高生长速率在 1～2 个标准差之内	5	白蛋白（g/L）	
身高下降 2 个百分位等级以上或身高生长速率在 2 个标准差以下	10	>35	0
腹部		25～35	5
无压痛、无肿块	0	<25	10

注：①百分位数法评价身高的方法分为第 3、10、25、50、75、90、97 百分位数，即 7 个百分位等级，如"10→25→50"为上升 2 个百分位等级；②以 cm/年表示，需要超过 6～12 个月的测量方可得到可靠的身高速率，与正常相比标准差；③1 周内超过 3 天体温>38.5℃、关节炎、葡萄膜炎、皮肤结节性红斑或皮肤坏疽。

3. IC 的诊断

综合内镜、多部位活检病理、肠道影像学检查和临床资料以及术后组织病理做出诊断。病变局限于结肠，近段结肠病变重而远段结肠病变轻，病理检查肯定为肠道慢性炎症性病变但不能区分是结肠 CD 或 UC，也不提示淋巴细胞性或过敏性结肠炎，可考虑 IC，但仍需随访患儿。

第六节 治疗

儿童 IBD 治疗的目的是控制疾病症状，维持缓解，促进生长发育，提高生活质量。根据其疾病类型、病变范围、疾病所处分期及严重程度选择治疗方案，主要是通过内科药物治疗，必要时进行外科手术治疗。评估治疗有效的指标是症状的改善，体重增加及随之的身高增长，实验室指标的恢复；有些病例通过内镜重新评估疾病的活动度，可看到黏膜修复。除药物疗效外，也要考虑药物对儿童生长发育的不利影响。营养治疗和精神心理支持是儿童 IBD 的重要的辅助治疗手段。

一、UC

（一）诱导治疗

治疗方案的选择取决于病变的范围和严重程度以及对药物的反应。

1. 轻度或远端结肠炎

（1）局部美沙拉秦（直肠炎用栓剂、左半结肠炎用灌肠剂，1~2g/d）或糖皮质激素治疗对于轻-中度的左半结肠炎或孤立性的直肠病变有效。一项多中心研究纳入 49 例儿童溃疡性直肠炎患儿，给予美沙拉秦栓剂治疗，每日一次，持续 6 周，结果显示，多数患儿疾病活动指数评分明显降低；仅 4 例在 3 周时因病情恶化或无改善需要加量，与口服联用效果更好。

（2）口服美沙拉秦，从小剂量开始，25~40mg/(kg·d)，可加至 50~100mg/(kg·d)，最大量 3~4g/d（口服和局部剂量相加），或口服柳氮磺胺吡啶 30~60mg/(kg·d)，最大量 3g/d，若能耐受，可增至 100mg/(kg·d)，最大量 6g/d，其对 UC、IC 有关节病变者疗效明显。

2. 广泛性结肠炎或中-重度结肠炎

研究表明，口服糖皮质激素如泼尼松或甲泼尼龙治疗中-重度结肠炎有效，但易形成激素依赖。美国一项研究针对 16 岁以下新诊断的 62 例 UC 患儿在诊断 30 天内接受糖皮质激素治疗，随访 1 年。结果显示：治疗 30 天后 60% 患儿缓解，27% 转为轻度，11% 为中-重度。到 1 年时，有 50% 患儿对激素仍有反应，但有 45% 出现激素依赖，有 5% 进行了结肠切除术。手术指征是激素耐药。一项明尼苏达州某地 14 例 19 岁以下 UC 患儿的回顾性研究也显示相似的结果：激素治疗 30 天后，50% 完全缓解，29% 部分缓解，21% 无反应。1 年后 57% 仍有应答，14% 激素依赖，29% 手术。泼尼松剂量：1~2mg/(kg·d)，最大量 40mg/d。足量治疗 2~4 周，直到病情缓解后经 4~8 周逐渐减量至停药。具体方案推荐：在临床症状控制后至少 2 周后开始减量，每 2 周减 10mg，直至 20mg/d，以后每 2 周减 5mg，直至停用。在减量期间复发则考虑退到前一步，继续治疗。整个激素治疗期间，注意补充钙剂和维生素 D。使用激素治疗儿童 UC 要考虑到激素对儿童的不利影响，除高血糖、高血压、肾上腺受抑制，情绪紊乱外，生长迟缓、骨质疏松、青光眼和白内障在儿童比在成人有更高的发生率。临床医生可考虑在激素依赖的患儿早期联用免疫调节剂或生物制剂。

3. 急性重度结肠炎/中毒性巨结肠

重度结肠炎应住院静脉用药。内外科医生共同管理，密切观察患儿体温、脉搏、大便次数、C反应蛋白、全血细胞计数，拍腹部平片了解有无结肠扩张。

（1）首选糖皮质激素治疗：氢化可的松2mg/kg，静脉滴注，每天1次，最大量每次100mg，每天1次；或甲泼尼龙，2mg/（kg·d），最大量60mg/d。观察72小时，如无好转，建议加量或手术切除。

（2）环孢素：对于激素治疗无反应的急性严重或暴发型UC患儿可作为暂时处理措施以延迟或避免手术。剂量：3～5mg/(kg·d)，谷浓度100～200ng/mL；他克莫司也可以选择。有研究显示，静脉使用环孢素可使重度、激素耐药、拟进行手术的儿童UC 80%达到缓解。大多使用3～4个月，作为等待嘌呤类似物（AZA或6-MP）起效前的过渡期用药。但在后期口服减量过程中易复发，致结肠切除。潜在的严重副作用如肾毒性、感染、抽搐、低镁血症、高血压、多毛、头痛等限制了其长期使用。

（3）英夫利昔（infliximab，IFX）：在难治性或激素耐药重度UC中用作挽救治疗，规律用药比发作期间断给药有更高的缓解率。剂量：每次5mg/kg，静脉注射，0、2、6周给药，以后每8周一次。回顾性研究显示，在激素耐药的患儿中可使75%～88%达到完全缓解。一项大型前瞻性队列研究显示在长达两年的随访中，IFX在3、6、12、24个月时避免结肠切除的比例分别为79%、75%、72%、61%，远期预后良好。

IFX安全性和耐受性尚可，但需注意副作用，如输液反应、感染、恶变等。输液反应最为常见，可表现为急性或迟发反应。一项儿童IBD应用IFX后输液反应的多中心研究显示：16.5%的患儿有输液反应发生，3.6%的输注次数会发生输液反应。提前应用退热剂、抗组胺药或糖皮质激素不能防止发生但能避免再发。人抗嵌合体抗体（HACA）的产生与输液反应的发生和药效减退有关。规律用药比发作时间断用药效果更好，因后者更易出现抗体。IFX增加感染机会，最常见是呼吸道感染，用前要筛查结核。联用免疫抑制剂可减少其免疫原性，但增加了机会感染的风险，建议在6个月内停用免疫抑制剂。有IFX与嘌呤代谢药联用导致儿童出现肝脾T细胞淋巴瘤的病例报道，这种并发症虽然罕见但致死率高。

IFX无反应或失去反应与药物清除率增加、HACA形成或炎症病理改变有关。可考虑增加剂量到10mg/kg，缩短用药间隔或联用免疫抑制剂。如果第一种生物制剂治疗完全无效或患儿不耐受，第二种可能有效。如阿达木单抗或赛妥珠单抗。阿达木单抗首剂80mg，皮下注射，2周后40mg，以后每2周一次，20～40mg。

（二）维持缓解治疗

（1）5-ASA：口服美沙拉秦是一线推荐维持治疗用药，多数推荐剂量同诱导期剂量。用药期间密切监测肝肾功能，必要时每周一次。柳氮磺胺吡啶也可以选择，它比前者副作用大，但是唯一的有液态配方药物，且对有关节病变者疗效更好。对于远端结肠炎和轻度病例，达到2年以上的缓解可考虑停药。

（2）硫唑嘌呤（AZA）或6-巯嘌呤（6-MP）：对于激素依赖的病例，AZA或6-MP应作为维持缓解治疗的首选。若病变广泛或半年内复发，或经足量5-ASA维持治疗每年复发仍≥2次，推荐6-MP或AZA治疗。剂量：AZA 1～2.5mg/（kg·d），6-MP 1～1.5mg/（kg·d）。一项前瞻性多中心队列研究197例中-重度UC患儿应用AZA或6-MP治疗，1年后对133例进行了评价，结果显示：49%未使用激素，疾病无活动，无须IFX或手术治疗，10%转为轻度，因为可导致骨髓抑制和自身免疫性肝炎，淋巴瘤风险明显增加，用药期间需监测全血细胞计数和肝功能，第一个4周每2周一次，接下来的2个月每月一次，以后每3个月一次，保持淋巴细胞计数1000～1500/mm³以上。如AZA治疗无反应，检查红细胞硫嘌呤甲基转移酶（TPMT）水平，其水平高低与药物疗效和毒性相关。研究显示，通过检测酶水平选择个体化剂量能显著增加缓解率，减少激素应用和病情加重导致的住院。何时停用AZA目前还有争议，成人有半数在停药3年内复发，故儿童应坚持用药，特别是在生长发育的关键时期如青春期，顺利过渡到成人期治疗。有学者主张与5-ASA联用，可减少结肠癌发生，但需注意两者联用可能导致骨髓抑制副作用更明显。

（3）英夫利昔（infliximab，IFX）：对于激素耐药或激素依赖的儿童UC的维持缓解有效。用法同上。

（4）糖皮质激素：不能维持缓解，且对线性生长和骨代谢有负面影响，故不用于维持治疗。环孢素在维持阶段无明显疗效且可出现严重的甚至是不可逆的副作用，不予推荐。

二、CD

（一）诊断时或复发时的诱导治疗

（1）肠内营养（EEN）：对儿童CD诱导缓解治疗有效。对儿童来说，EEN有明显优势，能增加生长速率，减少黏膜炎症，且没有激素的副作用。因其依从性高于糖皮质激素，数据显示对儿童活动性CD而言EEN和激素治疗效果相当。临床上有多种EEN配方，具有专门的膳食组分，可经口进食或鼻胃管、胃造瘘进行。一般在2～4天内逐渐加量，直至达到儿童需要的量。多数需要达到每日推荐量的120%。影响使用的因素包括患儿和家长的选择、依从性、膳食的口感。可选择要素膳食配方或多聚膳食配方后者口味更好，价格更低廉，且与要素膳食在疗效上没有显著差异。通常持续8周（4～12周），结肠CD比孤立的回肠CD时间要长。以后根据个人情况在10～14天中逐渐引入普通膳食，一般在3～4天增加一餐。研究显示，6～8周的治疗后，60%～71%病例完全缓解，部分缓解为26%～30%，经过两年的随访，体重和体块指数增加明显，复发时EEN治疗虽然体重增长不如上次明显，但仍有治疗效应。

（2）糖皮质激素：对于诱导缓解有效。口服激素对CD的缓解率达80%，且达到临床缓解所需时间较短。常用药物包括泼尼松、甲泼尼龙，用法同前。布地奈德在轻-中度活动性回盲部CD中并不比泼尼松更有效，在治疗严重或广泛的CD中作用还不确定。因其首过代谢90%，生物利用度低，而显著减少了激素的副作用。但布地奈德仍具有肾上腺轴的抑制作用，可早到用药1周发生，对于<12岁的儿童使用需特别注意。激素使用时注意保证适宜的含钙和维生素D的膳食摄入。如有胃炎症状，加用质子泵抑制剂以减少胃酸分泌。重度病例可静脉注射糖皮质

激素：氢化可的松 2mg/kg，每天 4 次，最大量每次 100mg，或甲泼尼龙 2mg/（kg·d），最大量 60mg/d。

（3）硫唑嘌呤（AZA）：在诊断时即为重度病例者用 AZA 治疗，可防止复发，但 AZA 起效慢，用药至少 3 个月后方起效。

（4）抗生素、氨基水杨酸盐制剂、益生菌：在儿童活动性 CD 的诱导缓解作用尚不明确。抗生素在治疗 CD 相关性脓毒症、瘘管、脓肿、细菌过度生长等方面有效。常用甲硝唑，每次 7.5mg/kg，每日 3 次，可用于治疗肛周疾病，用药不少于 6 周。大剂量氨基水杨酸盐制剂如美沙拉秦 [50~100mg/（kg·d），最大量 3~4g/d] 或柳氮磺胺吡啶 [（40~60mg/（kg·d），最大量 3g/d，如能耐受，可增加到 100mg/（kg·d）] 对于轻度 CD 有效。局部治疗对于轻-中度左半结肠炎有效，注意每周一次监测肝肾功能。

（二）无反应或难治性 CD 的治疗

无反应性 CD：不论是在初诊 CD 还是复发时，经过标准化的包括大剂量的静脉激素的诱导治疗，诱导缓解失败。

激素难治性 CD：是指经过足量 [1~2mg/（kg·d），最小剂量 20mg/d]、足疗程（≥2 周）的激素治疗后 CD 仍处于活动期。

这些患儿如果不是需要紧急手术的话，需要考虑免疫调节剂治疗。

（1）AZA：1~2.5mg/（kg·d）或 6-MP 1~1.25mg/（kg·d）。如果患儿对 AZA 不能耐受，最高有 50% 对 6-MP 耐受。

（2）MTX（氨甲蝶呤）：15mg/m^2，每周一次，口服或皮下注射，通常在 4 周内缓解，16 周后改善更明显。对于口服用药不能耐受的患儿这种每周一次的肠外给药方式具有优势。如果没有明显的小肠吸收问题，口服能够耐受，可转为口服用药。

（3）英夫利昔（infliximab，IFX）：用于联用免疫抑制剂仍属难治性 CD 或激素不耐受，又不适宜手术治疗者。使用前要排除脓毒症和结核。注意因使用免疫抑制剂导致的结核菌素试验假阴性可能。IFX 用法同 UC。3 剂后需重新评估。对儿童中-重度 CD 诱导缓解有效。

（三）维持治疗

（1）AZA、6-MP：维持缓解有效。不到 6 个月内复发或初次治疗有效，但 1 年内复发 ≥2 次；激素依赖；手术后；瘘管形成或病变范围广泛均为其首选治疗指征。

（2）MTX：可用于前者耐药或不耐受者。在每次使用 24 小时后补充叶酸 5mg 以减少其胃肠道副作用。注意监测全血细胞计数、肝功能，开始 4 周每 2 周一次，以后每月一次。在诱导缓解期早期引入可延长缓解持续时间。

（3）英夫利昔（infliximab，IFX）：如果在诱导期使用，维持缓解期应继续治疗，5mg/kg，每 8 周一次。规律静滴能维持缓解，甚至是闭合瘘管。如果失去反应，升级到高剂量，10mg/kg，有效后可再改回低剂量。最初对 IFX 有反应而后期治疗出现耐药或不耐受者，可考虑其他制剂如阿达木单抗。一项单中心回顾性研究显示对 IFX 失去反应的儿童 IBD（7 例 CD，3 例 UC）给予阿达木单抗治疗，有 8 例产生效果。但阿达木单抗也有失去反应和需要增加药物剂量的问题。

（4）泼尼松、布地奈德：在儿童 CD 维持缓解中没有疗效。美沙拉秦作用不明，但因其副作用少，可用于轻症儿童，选择高剂量 50～100mg/（kg·d）。

（5）肠内营养：可减少再发风险，改善生长和营养状况。

三、外科治疗

（一）儿童 UC 手术指征

(1) 重度结肠炎有急性并发症对药物治疗无反应者。

(2) 炎症持续活动对药物治疗失败或药物毒性大者。

(3) 联用免疫抑制剂仍不能成功激素撤药。

(4) 药物治疗未能改善生长迟缓或青春发育延迟者。

（二）儿童 CD 手术指征

对药物治疗耐药，特别是青春期前或刚进入青春期的患儿，有生长迟缓和局灶性 CD，采用手术治疗可使生长速率明显改善。孤立的回盲部病变、狭窄、脓肿或瘘管形成均是手术指征。患病后第一个 10 年有 30% 的患儿需要手术。

四、支持治疗

（一）营养支持和生长发育监测

营养支持是有营养不良的 IBD 儿童的重要辅助治疗手段。没有专门的膳食治疗 UC 有效，但在药物治疗的同时应提供营养支持。营养状况应在诊断时和治疗后的随访中进行评估。儿童 IBD 有增加热卡和蛋白质的需要，应至少达到每日允许推荐量的 120%。若因为疾病活动致食欲减退进食不足，推荐使用高热量食物。口服有困难者可用鼻胃管或考虑胃造瘘。全胃肠外营养（TPN）尤其适用于不能进食、出血严重、病变广泛的 CD 患儿。

慢性病儿童需进行生长发育监测，定期（每 3～6 个月）评估生长（身高、体重）和青春期发育情况。若生长受抑，则更多提示疾病控制不佳，而不完全是激素治疗影响。儿童 IBD 除导致生长迟缓外，低骨矿密度（BMD）也频繁出现在新诊断的患儿中，CD 较 UC 更加多见。其发生与炎症活动、营养状况受影响以及糖皮质激素治疗有关。双能量 X 线吸收计量仪（DEXA）扫描可用于衡量骨密度。适宜的营养、负重锻炼、选择免疫抑制剂或生物制剂治疗可减少骨质疏松的发生。常规补充维生素 D 和钙剂对 BMD 作用尚不明确，但在青春期生长高峰和激素治疗期间可以适当补充。严重骨质疏松的患儿要参考内分泌或风湿专家的意见。

（二）社会及精神支持

社会及精神支持也是 IBD 儿童的辅助治疗。儿童 IBD 影响到社会心理功能的许多领域。常出现焦虑、抑郁、自我评价下降，发展到行为困难、社交无能，生活质量明显低于健康儿童，负面情绪也会影响治疗的坚持和效果。社会、家庭、学校和专门机构应提供相应的支持与帮助。

儿童 IBD 是病程很长的慢性疾病，在儿童期起病，延续到成人阶段。儿童青少年患儿通常和父母在一起，得到更多的关爱和照顾，儿科专业的医护人员细心地照料他们，并和家长接触进行交流；内镜检查在深度镇静或全麻下进行。一旦进入成人内科，失去额外的照顾与护理，与内科医生直接接触，做出决策，谈到预后问题如对怀孕、生殖能力的影响和癌变风险等，会出现诸多不适。这些需要儿科与内科医生密切合作，帮助顺利过渡。

第七节 预后

儿童IBD呈慢性病程，以反复发作与缓解交替为特征。影响预后和病程的重要因素包括病变的部位、病情的严重程度以及对治疗的反应和依从性。轻症预后较好。重型或有严重并发症者预后不良。病程越长，癌变概率越大。

儿童IBD的发病率逐渐增高，具有典型症状的CD患儿比例降低，而UC患儿炎症范围广泛，全结肠炎比例高。除肠道表现外，还可影响其发育进程，导致生长迟缓，性发育延迟，对儿童造成严重的影响。因此，临床工作者要提高对该病的认识，尽量做到早期诊断及治疗。诊断和治疗手段的选择都要考虑到对儿童生长发育，包括心理层面的不利影响，将不良反应降到最低。结合临床表现、实验室检查、内镜检查和组织病理学以及影像学检查综合判断。一旦确诊，根据其疾病类型、病变范围、疾病所处分期及严重程度选择治疗方案。治疗的目的是控制症状，维持缓解，促进生长发育，提高生活质量。药物治疗失败、存在并发症或恶变时推荐手术治疗。营养治疗和精神心理支持是儿童IBD的重要的辅助治疗手段。针对儿童IBD这个特殊人群，儿内外科、内镜及麻醉医师，心理治疗师要团结协作，社会、家庭和学校也要提供相应的支持，帮助患儿顺利过渡到成人。

参考文献

[1] 高敬国,魏绍武,王素英. 消化科疾病 临床诊疗技术[M]. 北京:中国医药科技出版社,2016.
[2] 康海燕. 肝胆消化系统疾病及消化内镜诊疗常规[M]. 北京:科学技术文献出版社,2016.
[3] 陈筱菲,黄智铭. 消化系统疾病的检验诊断[M]. 北京:人民卫生出版社,2016.
[4] 李娜. 消化内科学新进展[M]. 北京:中医古籍出版社,2016.
[5] 高春芳,王仰坤. 消化系统疾病诊疗学[M]. 北京:人民军医出版社,2016.
[6] 秦朝阳. 消化系统疾病诊疗策略[M]. 北京:科学技术文献出版社,2016.
[7] 李春辉. 临床消化系统肿瘤病理诊断[M]. 北京:科学技术文献出版社,2016.
[8] 侯刚,王强修,温黎. 消化系统疑难肿瘤诊断解析[M]. 北京:科学出版社,2016.
[9] 李翠芹. 消化内科药学服务与用药指导[M]. 北京:科学技术文献出版社,2016.
[10] 吴萍. 消化系统常见病与急重症的处置[M]. 北京:科学技术文献出版社,2016.
[11] 杨长青,许树长,陈锡美. 消化内科常见病用药[M]. 北京:人民卫生出版社,2016.
[12] 于卫芳. 实用消化内镜诊断学[M]. 北京:科学技术文献出版社,2016.
[13] 李霞. 消化系统疾病临床检查与治疗[M]. 北京:科学技术文献出版社,2016.
[14] 王培龙. 现代临床消化内科疾病诊断与治疗精要[M]. 北京:科学技术文献出版社,2016.
[15] 贾斌. 消化疾病诊断与治疗新进展[M]. 北京:科学技术文献出版社,2017.
[16] 于皆平,沈志祥,罗和生. 实用消化病学[M]. 北京:科学出版社,2017.
[17] 林晓珠,唐磊. 消化系统CT诊断[M]. 北京:科学出版社,2017.
[18] 代东伶. 实用消化疾病诊治策略[M]. 北京:科学技术文献出版社,2017.
[19] 栗华,刘明,王拥军. 消化内镜诊疗技术[M]. 北京:科学技术文献出版社,2017.
[20] 文黎明. 消化内科临床诊疗思维与实践[M]. 北京:科学技术文献出版社,2017.
[21] 崔新建,房娜,王艳丽. 消化系统肿瘤PET/CT诊断学[M]. 北京:人民卫生出版社,2017.
[22] 赵甘婷. 消化内科诊治要点与内镜应用[M]. 北京:科学技术文献出版社,2017.
[23] 刘盈海. 实用消化内科学[M]. 北京:科学技术文献出版社,2017.
[24] 石丽红. 实用消化病学[M]. 北京:科学技术文献出版社,2017.
[25] 韩俊岭. 消化系统疾病基础与临床[M]. 北京:科学技术文献出版社,2017.
[26] 张月寒. 消化科疾病诊疗路径[M]. 北京:科学技术文献出版社,2017.
[27] 孙小明. 实用消化内科诊疗技术[M]. 北京:科学技术文献出版社,2017.
[28] 张玉锋. 消化系统肿瘤诊断与治疗[M]. 北京:科学技术文献出版社,2017.
[29] 李硕丰. 骨肌消化系统影像学[M]. 北京:科学技术文献出版社,2017.
[30] 毛宇湘,白海燕,陈泽. 实用中西医消化病诊疗学[M]. 北京:科学技术文献出版社,2017.
[31] 陈国昌. 消化疾病内科治疗与内镜应用[M]. 北京:科学技术文献出版社,2018.
[32] 王太平. 临床消化系统疾病与内镜应用[M]. 北京:科学技术文献出版社,2018.
[33] 张玉玲. 现代消化疾病诊疗与内镜应用[M]. 北京:科学技术文献出版社,2018.
[34] 赵兴康. 消化系统疾病影像诊断及介入治疗学[M]. 北京:科学技术文献出版社,2018.
[35] 王子卫,梅浙川. 消化系统疾病[M]. 北京:人民卫生出版社,2018.